国家中医药管理局 2022 年全国名老中医药专家传承工作室建设项目:吴正石全国名老中医药专家传承工作室

贵州省"十四五"中医药、民族医药重点学科建设规划[重点培育学科:中医痹病学;编号:QZYYZDXK(PY)-2021-04]

国家中医药管理局传承创新中心培育单位计划

第四批贵州省中医名医传承指导老师和继承人工作项目

2021 年贵州中医药大学大学生创新创业训练计划项目[贵中医大创合自(2021)67 号]

2016 年贵州省"千"层次创新人才培养计划

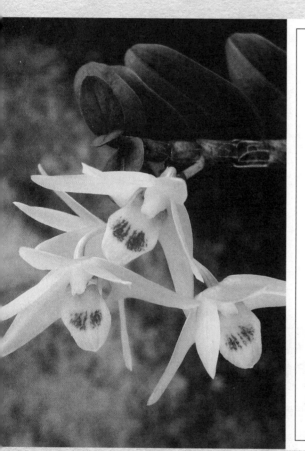

主编◎ 吴正石 梁江

副主编◎ 苏强 卢云

吴正石临证中药点评

WUZHENGSHI
LINZHENG
ZHONGYAO DIANPIN

时代出版传媒股份有限公司
安徽科学技术出版社

图书在版编目(CIP)数据

吴正石临证中药点评 / 吴正石,梁江主编.--合肥：安徽科学技术出版社,2022.8
ISBN 978-7-5337-7516-2

Ⅰ.①吴… Ⅱ.①吴…②梁… Ⅲ.①中药学-研究 Ⅳ.①R28

中国版本图书馆 CIP 数据核字(2022)第 089231 号

吴正石临证中药点评　　　　　　　　　　　　　　吴正石　梁　江　主编

出 版 人：丁凌云　　　　选题策划：王　宜　　　　责任编辑：王　宜
责任校对：沙　莹　　　　责任印制：梁东兵　　　　装帧设计：武　迪
出版发行：安徽科学技术出版社　　　　http://www.ahstp.net
（合肥市政务文化新区翡翠路 1118 号出版传媒广场，邮编：230071）
电话：(0551)63533330
印　　制：合肥创新印务有限公司　　　电话：(0551)64321190
（如发现印装质量问题，影响阅读，请与印刷厂商联系调换）

开本：710×1010　1/16　　　印张：15.5　　　字数：280 千
版次：2022 年 8 月第 1 版　　2022 年 8 月第 1 次印刷

ISBN 978-7-5337-7516-2　　　　　　　　　　　定价：68.00 元

编辑委员会名单

序　　一

　　吴正石老先生出身于中医世家,幼承家学,立志学成,悬壶济世。早在四十多年前,吴老就立志将平生所学所获著述成书,传至后学。终在耄耋之年,了却夙愿,为中医药传承发展、守正创新留下一笔财富,也真正体现了一个中医人弘扬中医药的责任与担当。吴老一生专注于一件事情,并且把它做好,值得我们学习和尊敬。

　　祖国医学是中华民族的伟大创造,包含了华夏大地几千年养生防治、治病救人的实践经验,是中华文明的瑰宝,凝聚了中华民族的伟大智慧。中药学是我国在长期医学实践中挖掘的宝贵财富,自《神农本草经》开始,经过一代代人的探索和实践,不断补充完善,方成体系。就像吴老立志一生潜心研究、不断实践、反复应用、认真总结,终著有所成。"临证如临阵,用药如用兵",《吴正石临证中药点评》从临床多发病证、常用药入手,分门别类,对常用中药的功能、配伍、用量等均有详解,且明辨证候,审慎组方,灵活用药,有概述,有小结,有点评,详尽审慎,遵循辨证论治原理,彰显实践,探索创新,实用可靠,可供广泛借鉴参考。2019年10月,党中央、国务院颁布《关于促进中医药传承创新发展的意见》,强调要加快推进活态传承,完善学术传承制度,加强名老中医学术经验、老药工传统技艺传承。《吴正石临证中药点评》一书问世,正逢其时,也算是对相关工作的推动和落实。

　　作为同行前辈,吴老嘱我为其书作序,我觉得特别有幸,也深感忐忑,对我来说这更是一次学习机会。吴老和我,都是中国农工民主党党员。农工民主党是具有医药卫生专业特色的中国特色社会主义参政党,2020年恰逢中国农工民主党建党90周年,此书随之付梓,也是吴老先生作为一名老党员为农工民主党的献礼。

贵州省农工省委主委、贵州省卫健委副主任、贵州省政协副主席

张光奇

2022年5月

序　　二

吴正石先生是贵州省毕节地区中医院主任医师,因其医术卓著,先后被评为贵州省名老中医、国家级名老中医。

吴先生于 1940 年出身于江苏昆山,1966 年于上海第二医学院毕业后,分配至贵州省毕节地区工作至退休。他出身于融汇江南温病学派和麻风专著《解围元薮》的辨证特色的中医世家车塘"吴氏风科",自幼承家学,受其父江苏名医吴玉文中医内科杂症诊疗知识传授的影响,先后毕业于上海第二医学院及贵阳中医学院中医研究生班,受袁家玑等老师亲传,在毕节工作后面对 20 世纪 60 年代贫困地区缺医少药的状况,着手开始了收集名方,采集当地中草药,开展中西医结合治病的探讨。1996 年,吴正石先生被人事部、卫生部、国家中医药管理局批准为全国第二批继承老中医医药专家学术经验指导教师,并享受国务院政府特殊津贴,现今在贵州中医药大学第一附属医院国医堂及贵州中医药大学第二附属医院名医堂坐诊。

吴先生在高寒贫困的毕节地区潜心工作至今已 50 余年,长期深入区乡基层,在解决患者病痛的同时,将医术与所学中西医理论结合用于临床实践研究中,发表总结了其学术思想与中药治疗病症的论文 10 余篇,著有《实用中药学》一书。吴先生的良好医术、医风深受患者和同行的好评,其医治系统性红斑狼疮、研究复方加兰他敏穴位注射法治疗周围性面神经麻痹的成果,获贵州省科技进步奖二等奖,他本人获"贵州省优秀科技工作者"称号。

今读吴正石先生新著《吴正石临证中药点评》,书中着重阐述中医学辨证用药的理法,全面深刻地介绍常用中药的功效与应用,并引用了必要的方剂,提示常用的配伍法度,为医者能更好地按中医理论应用中药提供参考。本书还重视中西医结合研究中药的新经验、新成果,斟酌取舍,择要纳入。

本书内容力求简明扼要,避免烦琐,说理充分,便于临床应用。

我与吴先生于 20 世纪 80 年代初相识相交至今近 40 年,今读此大作,更深感其对祖国医学传承的强烈责任感,不愧为一世名医大家传承人之佼佼者。吴先生从大城市来到贵州贫困地区,植根于群众奉献了一生,在 82 岁高龄之时,将历尽艰辛所得的成果慨然公之于众，兼济今生与后世，诚仁者之心，见大功德事，令我倍感钦佩，故特向诸位同人推荐拜读。

贵州省卫生厅原副厅长、贵州省中医药局原局长、
贵州省中医药学会原会长、中华中医药学会原常务理事
赵松
2022 年元旦

目　　录

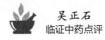

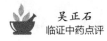

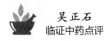

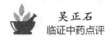

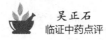

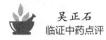

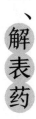

一、解表药

凡以发散表邪、解除表证为主要功效的药物，统称为解表药。

该类药物多辛散，使肌表之邪外散或发汗而解。主要分为辛温解表药和辛凉解表药两大类，用于外感风寒或风热所致恶寒、发热、头身疼痛、无汗或有汗、脉浮等症。部分解表药还用于水肿、咳喘、疹发不畅，凭借其辛散祛邪作用以宣肺散邪和促疹透发；有些解表药兼能祛除湿邪并缓解疼痛，故可用于风湿所致的肢体疼痛。

应用解表药时，对于正虚患者，须随证配伍必要的助阳、益气、养阴等扶正之品，以保护正气并利于祛邪。辛凉解表药物用于温病初起时，还须配伍适当的清热解毒药。

使用发汗力强的解表药时，要注意不可使之出汗过多，以免损耗阳气和津液。多汗及热病后期津液亏耗者忌用解表药；久患疮痈、淋病及失血患者，虽有外感表证，也要慎重应用。

（一）辛温解表药

辛温解表药多辛温，故以发散风寒为其主要用途，适用于外感风寒证，症见恶寒、发热、无汗、头痛、身痛、舌苔薄白、脉浮紧等风寒表实证。部分药物对具有风寒表证的咳喘、水肿、疮疡和风湿痹痛证也可应用。

体虚者慎用。

1. 麻　　黄

[来源]　麻黄科植物草麻黄、木贼麻黄、中麻黄的草茎。野生及栽培，产于西北、华北地区。

[别名]　麻黄草、麻绒、棱麻黄、光麻黄。

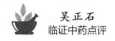
[性味归经]　温,辛、苦。入肺、膀胱二经。

[功效]　开腠发汗,平喘止咳,利尿止痛。

[应用]　对伤寒表实,如恶寒无汗、牙痛、流感(初期)、冬季感冒、风湿痹痛、气喘水肿等症有效。

配桂枝、杏仁、甘草成麻黄汤治伤寒表实无汗之证,以桂枝温经散寒之力,促进表皮血管扩张,以达发汗作用。

配杏仁、石膏、甘草成麻杏石甘汤治肺热咳喘,用石膏以制约麻黄发汗之弊。

配细辛、干姜、半夏、五味子成小青龙汤治水饮喘咳、寒证。

配苏子、桑白皮、白果肉、杏仁、黄芩、款冬花、半夏、甘草成平喘汤治实证喘咳。

配人参、山药、五味子等补气敛肺之药治久病久喘。

配石膏、甘草、生姜、大枣成越婢汤治风水证、恶风水肿初起。以发汗及利小便达到开鬼门、洁净府之功。

配附子、细辛成麻黄附子细辛汤治阳虚风寒证,症见脉不浮反沉,恶寒甚。

配桂枝、杏仁、甘草、白术成麻黄加术汤治外感风寒、骨节烦疼。其中,白术以除湿,并制麻黄之发汗太过。

配杏仁、薏苡仁、甘草成麻杏苡甘汤治外感风湿、一身尽痛、发热,午后为重。

[常用量]　3～12g。

[禁忌]　脾虚水肿、气虚喘咳、表虚自汗、高血压、阴虚阳亢、上实下虚,应慎用。

[扩展资料]　含麻黄碱、伪麻黄碱、挥发油,麻黄碱能缓解支气管平滑肌痉挛,伪麻黄碱有利尿作用,挥发油能发汗并能抑制流感病毒。麻黄根有止汗功效。

麻黄用炙麻绒可减少其发汗作用,用于儿科,对小儿肺炎、止咳解痉有效。

2. 桂　　枝

[来源]　樟科植物肉桂的细嫩枝。野生及栽培,产于广东、广西、云南。

[性味归经]　温,辛、甘。入肺、心、膀胱三经。

[功效]　发散风寒,发汗解肌,温经通阳,祛瘀通络,强心祛风健骨,通达四肢。

[应用]　配白芍、甘草、姜、枣成桂枝汤治风寒束表证,症见出汗恶风,头痛发热。其中,白芍以酸收敛阴,养血养阴,制约桂枝之燥发之性。

配白芍、麻黄、附子、防风、白术、知母成桂枝芍药知母汤治历节风、脚痛、风寒湿痹、头眩气短等症。对体虚素有风湿痛遇风寒而复发者特效。

配茯苓、白术、甘草成苓桂术甘汤治心下有痰疾、支饮胸满。

配猪苓、茯苓、白术、泽泻成五苓散治小便不利,对气化功能弱所致的水湿停留有驱动作用。

配牡丹皮、桃仁、茯苓、白芍成桂枝茯苓丸治妇科病,如月经不调、瘀痛。(注:因桂枝能通阳散寒活血。)

[常用量]　10～15 g。

[禁忌]　风热病、高热、脉洪者不用,失血者不用,虚火者不用。

[扩展资料]　配甘草治心悸。

桂枝所含挥发油为桂枝醛、乙酸桂皮乙酯与苯丙酸乙酯,外用可抑制炭疽杆菌、金黄色葡萄球菌、霍乱弧菌、沙门菌。

能刺激汗腺分泌,扩张表皮血管。

3. 紫 苏

[来源]　唇形科植物紫苏的枝叶。主产于江苏、湖北、广东、河南、河北。

[别名]　苏叶、苏梗。

[性味归经]　温,辛。入肺、脾二经。

[功效]　散风寒,理气宽胸,解郁化痰,安胎,解鱼蟹毒。

[应用]　配当归、白芍、人参、陈皮、大腹皮、甘草、姜成紫苏饮,治胎气不和、上腹胀。

配人参、陈皮、枳壳、桔梗、甘草、木香、半夏、干姜、前胡成参苏饮,治气虚感冒所致头痛、关节痛。

配黄连治胃热。

配香附、陈皮成香苏饮,止呕。

紫苏叶有散风寒、解表作用,紫苏梗仅有理气安胎作用。

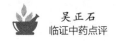
[常用量]　　5～15 g。

[扩展资料]　含有挥发油,有扩张表皮血管、刺激汗腺分泌作用。

　　　　　　在试管中有抑制葡萄球菌作用。

4. 羌　　活

[来源]　　　伞形科植物羌活的地下茎及根。主产于四川、青海、甘肃。

[别名]　　　西羌活、长生草、蚕羌,分川羌和西羌。

[性味归经]　温,苦、辛。入肝、肾、膀胱三经。

[功效]　　　发汗解表,搜风胜湿。对上半身的风寒湿邪较重者可用。

[应用]　　　配川芎、藁本、防风、蔓荆子成羌活胜湿汤,治风湿束表证,症见头痛、腰痛、一身尽痛、风湿面瘫。

　　　　　　配川芎、荆芥、薄荷、防风、细辛、白芷成川芎茶调散,治风寒头痛、项痛。

　　　　　　配防风、细辛、白芷、苍术、川芎、生地黄、黄芩、甘草成九味羌活汤,治外感风寒湿邪、内有里热之证。

　　　　　　配独活、秦艽、松节,治痹痛。

[常用量]　　10～15 g。

[扩展资料]　历史资料记载羌活、独活为一物二种,谓独活为羌活之母或同性质,目前明确是两种不同植物。

　　　　　　含挥发油,对皮肤真菌有抑制作用。

5. 防　　风

[来源]　　　为伞形科植物防风的根。野生,主产于黑龙江、吉林、内蒙古、河北。云防风产于云南、四川、贵州。

[别名]　　　北防风、云防风、云风。

[性味归经]　温,辛、甘。入膀胱、肝、肺、脾、胃五经。

[功效]　　　发表,祛风胜湿。止头痛,对破伤风有效,有祛痰作用,解痉。

[应用]　　　配荆芥、羌活、独活、柴胡、枳壳治风热束表所致寒热错杂、疮疡、时行湿热等。

　　　　　　配白芷治偏正头痛。

　　　　　　配天南星等成玉真散治破伤风,症见项背强急、角弓反张、口噤咬牙、自汗、脉弦紧。

配黄芪、白术成玉屏风散治表虚自汗。

配菊花、栀子、牡丹皮、金银花治头目肿痛。

配甘草能解砒霜中毒。

配白术成止痛要方。

[常用量] 10~15g。

[扩展资料] 防风为风中润药。

炒防风可止肠风下血,对痛泄有效。

含挥发油,有解热作用。春天采挖更润,效果最佳。

6. 细　辛

[来源] 马兜铃科植物北细辛或华细辛的全草。野生,主产于黑龙江、吉林、辽宁。

[别名] 北细辛、辽细辛、小辛、少辛、东北细辛。

[性味归经] 温,辛。入心、肝、肺、肾四经。

[功效] 散风寒,行水气,温经止痛,宣通肺窍。治风寒湿头痛、齿痛、痰饮上逆。

[应用] 配川芎、荆芥、防风、白芷、羌活成川芎茶调散,治风寒头痛。症见流涕鼻塞、恶寒发热、头痛。

配茯苓、甘草、五味子、干姜成苓甘五味姜辛汤,治寒饮、咳逆胸满;还可治疗形冷、饮冷伤肺之痰饮,以宣通肺窍。

配白芷、甘草、桂枝、当归治风湿痛。

配藁本、防风、白芷、川芎、辛夷、苍耳治鼻渊。

配石膏、知母治火热阳明热痛。

配黄连治口舌生疮。

治少阴证用麻黄细辛汤。

[常用量] 3g。

[扩展资料] 气虚多汗、阴虚阳亢头痛、阴虚咳嗽者禁用。

含挥发油,少量使用对呼吸循环有兴奋作用。

加生南星、生半夏、生草乌成表面麻醉剂。

对革兰阳性菌、痢疾杆菌、伤寒杆菌有抑制作用。

7. 白　芷

[来源] 伞形科植物白芷或川白芷的根。多栽培,主产于浙江、四川、

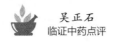

河南。

[别名]　　　香白芷、川白芷、杭白芷、会白芷。

[性味归经]　温,辛。入肺、胃、大肠三经。

[功效]　　　发表,祛风,胜湿,活血排脓,生肌止痛,通窍消肿。

[应用]　　　可止头面部痛、前额痛、风寒感冒头痛、妇女产后头痛、眉棱痛、牙痛、关节肿痛,可治目痛泪出、鼻疾、鼻渊、白带、肠风下血、蛇毒、皮肤瘙痒。

用清茶送服白芷丸,或用荆芥汤送服都梁丸,可治寒风吹背项所致头昏目黑、头目眩痛、伤风头痛。

配苍耳子、辛夷、薄荷成苍耳散,治鼻疾。

用白芷散(瓜蒌、青皮、浙贝母、金银花、蒲公英)治乳腺炎。

配黄芩治眉棱骨痛。

配黄芩、石膏治风火牙痛。

[常用量]　　3～10 g。

[扩展资料]　对中枢神经有兴奋作用。

含有挥发油、白芷毒素,其中,挥发油对革兰阳性菌、痢疾杆菌、伤寒杆菌、人型结核杆菌有抑制作用;白芷毒素对中枢神经有兴奋作用,使呼吸加强、血压上升,用白芷解金环蛇毒就是应用了白芷的这个作用。

8. 荆　　芥

[来源]　　　唇形科植物荆芥的地上部分。野生和栽培均有,主产于江苏、浙江、河北、江西、湖北。

[别名]　　　荆芥穗、芥穗。

[性味归经]　微温,辛。入肺、肝二经。

[功效]　　　发表祛风,利咽喉,清热散瘀,破结,止痒,消肿。

[应用]　　　外感表证,风寒风热均能用。风寒配防风、生姜;风热配薄荷、柴胡。如荆防败毒散治流感早期,以疏风清热。

治咽痛,尤其风热、血病、产后咽痛,配桔梗、甘草、姜成荆芥汤,治咽喉肿痛、痰黏不出。

炒炭治各种出血,如鼻衄、崩漏、便血。鼻衄加白茅根,便血加槐花,崩漏则加侧柏叶炭、海螵蛸、阿胶。

治产后血虚生风所致昏厥,用荆芥末配华佗愈风散治产后一切风证。

透疹止痒,如风疹、荨麻疹、麻疹,荆芥配蝉蜕、薄荷、防风可以加速病理进程,以止痒、退肿,缩短疾病时间。

[常用量]　5～15 g。

[扩展资料]　含挥发油,能抑制结核杆菌生长,有祛风、发汗、解热的作用。

9.藁　本

[来源]　伞形科植物藁本的根茎。栽培及野生均有。主产于四川、河北、辽宁、湖南等地。

[别名]　土芎、山姜、西芎(产于陕西者)。

[性味归经]　温,辛。入膀胱经。

[功效]　祛风,散寒,止痛。

[应用]　治风寒感冒、头风、偏正头痛等症,尤头项酸痛、风湿痛、腹中急痛、粉刺、酒糟鼻、鼻渊。对项背疼痛疗效较好。

配白芷、川芎成加减神术散,治巅顶痛。

[常用量]　5～15 g。

[扩展资料]　含挥发油,实验证明其所含藁本内酯有缓解平滑肌痉挛的作用。

10.香　薷

[来源]　唇形科植物海洲香薷的花穗。多栽培。主产于贵州、台湾及华东、中南地区。

[别名]　香茹、香菜、香草、蜜蜂草。

[性味归经]　微温,辛。入肺、胃二经。

[功效]　发汗清暑,祛湿利水。

[应用]　治暑伤头痛、暑夏外感风寒、水肿尿少、霍乱转筋等症。

配厚朴、白扁豆、炙甘草成香薷饮,治夏令伤暑、头痛发热、恶寒烦躁、吐泻。(古人有"夏天用香薷,冬天用麻黄""夏月麻黄"之说。)

配白术、茯苓治水肿。

有解热、利尿、止鼻衄、除口臭的作用。

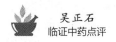

[常用量] 3～10 g。

[扩展资料] 含挥发油,为香薷酮、倍半萜烯,使肾小球充血,使滤过压增大,起利尿作用,对肾小球肾炎有缓解作用。

11. 姜

[来源] 姜科植物姜的地下根茎。多栽培。全国各地均有产。

[别名] 干姜、生姜、川姜、白姜、均姜、炮姜。

[性味归经] 微温,辛。入肺、脾、胃三经。

[功效] 发表散寒,温中止呕,利水,解半夏、天南星、鱼、蟹、禽、兽毒。

[应用] 干姜性温,驱寒温中。

炮姜温中止血止痛。

配防风、紫苏叶治外感头痛,症见恶寒无汗。

配半夏成小半夏汤治痰饮呕吐,症见心下痞、满闷不舒等。

配陈皮治干呕。

配黄连、栀子、荆芥、黄芩、连翘、木通、薄荷、牛蒡子成黄连泻心汤治呕吐。

常与泻下剂同用,以减少肠绞痛的发生。

是发表药的辅助药物,以宣通肺气,增加发汗效力。

[常用量] 3～10 g。

[扩展资料] 含挥发油及姜辣素,挥发油能增强血液循环,姜辣素能刺激胃液分泌,兴奋肠道,促进消化,能抑制大鼠的骨性关节炎,可杀死阴道滴虫。

12. 葱　白

[来源] 百合科植物葱近根部的鳞茎。全国各地均有种植。

[别名] 葱。

[性味归经] 温,辛。入肺、胃二经。

[功效] 发表散寒,通阳。

[应用] 对发表剂有辅助作用,尤其针对头痛鼻塞、风寒感冒等。

配附子、白通草成通阳散寒散治阳衰下利脉微。

[常用量] 5～15 g。

[扩展资料] 葱白捣烂,用于接骨和断肢、消肿。

含挥发油为大蒜辣素,对志贺菌和阴道滴虫有杀灭作用。

13.芫 荽

[来源]	伞形植物胡荽的干燥全草,易栽培。全国各地均有分布。
[别名]	香菜、芫荽实、蔬荽实。
[性味归经]	温,辛。入肺、胃二经。
[功效]	发表透疹,发散透表。
[应用]	在湿疹、麻疹发疹破时不用。
	治胃虚寒痛。对胃的功能衰弱有效。
	对间歇热有奇效。
	外用能扩张末梢血管。
[常用量]	3～15 g。

14.辛 夷

[来源]	木兰科植物辛夷的花蕾。多栽培。主产于四川、安徽、河南等地。
[别名]	迎春花、杜春花、木莲花、紫玉兰、春花、木笔,即木兰花。
[性味归经]	温,辛。入肺、胃二经。
[功效]	散上焦风热,通肺窍散风寒。
[应用]	治鼻渊、感冒、头痛、鼻塞、流浊涕。
	对肥大性鼻炎,辛夷花油的作用比麻黄素持久。
[常用量]	5～12 g。
[扩展资料]	含挥发油对鼻黏膜有收缩作用,尤针对过敏性鼻炎。
	非挥发油部分有收缩子宫及降压作用。

15.苍 耳 子

[来源]	菊科植物苍耳的果实。野生。全国各地均有分布。
[别名]	苍子、牛虱子、刺鬼棵(河南)。
[性味归经]	温,甘。有小毒。入肺经。
[功效]	通肺窍,祛风湿,发汗散风胜湿。
[应用]	治风寒头痛、湿痹、鼻渊、目疾、皮肤瘙痒。
	能解热发汗,镇痉,治瘰疬。

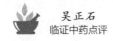
配辛夷、白芷、薄荷成苍耳散治鼻渊。

[常用量]　　5～15 g。

[扩展资料]　用其种仁治牙痛。

含有苍耳苷,在动物实验中,能使动物血糖急剧下降,惊厥死亡。

（二）辛凉解表药

辛凉解表药其性多辛凉,发散作用与辛温解表药相比较缓和,以宣散风热为主要作用。适用于外感风热所致的发热、微恶风寒、咽干口渴、舌苔薄黄、脉浮数等症,部分药物兼具清头目、利咽喉或宣肺止咳、散邪透疹等作用,故风热性眼病、咽喉肿痛、疹出不透或风热咳嗽诸证亦可选用,并常与清热解毒药物配伍应用。

1. 薄　荷

[来源]　　唇形科植物薄荷的茎叶。易栽种。产于江苏、浙江、江西,尤在江苏苏州南园及太苍产的一种龙脑薄荷(龙绞)是薄荷中的珍品。

[别名]　　鱼香草、薄荷草、薄荷叶。

[性味归经]　凉,辛。入肺、肝二经。

[功效]　　发汗解表,疏风清热,透疹止痒。

[应用]　　用于外感风热,咽痛,丹毒。

配荆芥、防风、桔梗、连翘、桑叶、杏仁、菊花治风热感冒所致头痛、咳嗽。

配甘草、桔梗、牛蒡子治咽喉肿痛。

配羌活、防风、栀子、大黄、当归治风火上攻、目赤肿痛。

用于麻疹不透。配牛蒡子、西河柳、蝉蜕、升麻、金银花、连翘清热解毒透疹。

用于皮肤瘙痒。薄荷能疏风止痒,内服配蝉蜕、僵蚕、赤芍治风痒瘾疹,外用配地肤子、苦参。

用于腹胀腹痛、腹痛吐泻,用张锡纯急救回生丹。

用于解郁理气。治闭经痛经,配当归、熟地、川芎、白芍、红花、甘草,即逍遥散加减治之。

[常用量] 5～12g。后下。

[扩展资料] 含挥发油,为薄荷醇、薄荷酮。内服兴奋中枢神经,有发汗解热作用;外用使末梢血管收缩,能止痛止痒,能杀灭阴道滴虫。

2. 牛 蒡 子

[来源] 菊科植物牛蒡的种子。野生栽培均有。主产于河北、吉林、辽宁、浙江。

[别名] 大力子、鼠粘子、鼠尖子、牛子、弯巴钩子、万把钩、象耳朵、牛蒡、毛锥子、疙瘩菜。

[性味归经] 寒,辛、苦。入肺、肾二经。

[功效] 疏散风热,宣肺透疹,消肿解毒,治咽痛。

[应用] 配金银花、连翘、荆芥、薄荷成银翘散,治外感风热证,症见咽痛、麻疹未透。

配金银花、紫草、西河柳治麻疹未透、风疹。

配甘草、山豆根、玄参、薄荷治咽喉肿痛。

[常用量] 5～15g。

[扩展资料] 具有利尿、缓泻、排脓、消炎、解毒作用。

含脂肪油及维生素 A、维生素 B。

外用叶有显著消炎、镇痛效果。

3. 菊 花

[来源] 菊科植物菊的花朵,栽培,产于安徽、浙江、河南、四川、河北、山东。

[别名] 杭菊、白菊、滁菊、池菊、茶菊。

[性味归经] 微寒,甘、苦。入肺、肝、肾三经。

[功效] 疏风热,清头目,降火解毒,清肝明目。镇静,祛暑,止痛。

[应用] 用于外感风热,清头风为长,配桑叶、薄荷、连翘(汗出不多)。

用于眩晕、头痛、诸风眩晕。对风邪所致眩晕头痛用川芎、白芷等祛风止痛;对肝阳上亢,应配平肝潜阳之药,如石决明、钩藤、桑叶。

用于风热目赤肿痛、流泪,加用清肝明目之品,如桑叶、夏枯草、木贼、蒺藜。

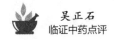

用于疗疮、痈肿,配金银花、紫花地丁、蒲公英。

[常用量]　　　3～12 g。

[扩展资料]　　含白菊酮、兰香油烃。

野菊花是另一类,外用消炎作用强,可治宫颈炎。

野菊花能扩张周围血管使血压下降,配石决明、决明子作用更佳。

4.桑　　叶

[来源]　　　　桑科植物桑的冬季叶片,栽培和野生。中国南方皆有。

[别名]　　　　冬桑叶、霜桑叶。

[性味归经]　　寒,苦。入肝、肺二经。

[功效]　　　　疏散风热,宣肺凉肝,清肝明目。

[应用]　　　　疏散风热,能微微发汗,配薄荷、菊花、杏仁、连翘成桑菊饮治外感风热证。

宣肺止咳,可治风热肺热之咳。治干咳燥咳时,加养阴药,如麦冬、沙参、枇杷叶等。

用于眩晕头痛。配黑芝麻成桑麻丸治肾肝阴虚所致头痛,配菊花、川芎、薄荷、丹参、黑芝麻治偏头痛。

症见风热目赤时,可配菊花、薄荷、夏枯草、决明子、车前子、刺蒺藜。

可清肝热,治目赤、发热、流泪。

[常用量]　　　5～15 g。

[扩展资料]　　阔叶桑叶含黄酮苷、酚类、氨基酸、有机酸、维生素 A 和维生素 B。

5.柴　　胡

[来源]　　　　伞形科植物北柴胡或狭叶柴胡的干根。野生。产于辽宁、甘肃、河北、河南者为北柴胡,产于湖北、江苏、四川者为南柴胡,南柴胡根又称红柴胡。而四川、贵州又用狭叶柴胡的地上茎叶,为竹叶柴胡。

[别名]　　　　芘胡。

[性味归经]　　微寒,苦。入肝、胆、心包络、三焦四经。

[功效]　发表和里,退热,升阳,解郁,截疟。

[应用]　用于少阳病寒热往来。柴胡有解表退热作用,能治口苦、耳聋、胸胁苦满、月经不调等。

配黄芩、人参、半夏、甘草、生姜、大枣成小柴胡汤治心烦喜呕、寒热往来。

治疟疾。加用常山、草果、黄芩对截疟有效。

治肝郁胁痛、月经不调。配当归、白芍、茯苓、白术、甘草成逍遥散。

治中气下陷。柴胡升举之力差于升麻,故配人参、黄芪、白术、升麻成补中益气汤,以增强其升举之力。

对子宫脱垂、脱肛有效。

有解表作用,竹叶柴胡尤优。

[常用量]　3～15 g。

[扩展资料]　含柴胡醇、脂肪油、植物酮醇,南柴胡含皂苷。

能抑制疟原虫发育。

有解热、利胆、抗脂肪肝的作用(竹叶柴胡仅有解表作用)。

醋炒能止痛活血。

古有"柴胡劫肝阴"之说。

6.升　　麻

[来源]　毛茛科植物升麻、大三叶升麻或西升麻的根茎。野生。主产于黑龙江、辽宁、河北、山西、湖北、四川。

[别名]　黑升麻、周升麻、窟窿牙根(东北称谓)。

[性味归经]　微寒,辛、甘、微苦。入肺、脾、胃、大肠四经。

[功效]　发表透疹,解毒,升阳举陷。

[应用]　升麻能发表透疹、散热解毒,应用时配伍葛根。

用于咽痛、口疮、牙痛,能解阳明经热毒,此时配石膏、玄参、桔梗、甘草等应用。

用于升提。用于中气下陷之久泻脱肛、子宫下垂,配柴胡、黄芪、党参成补中益气丸。

升麻葛根汤(葛根、白芍、甘草、升麻)治斑疹未透。

[常用量]　5～15 g。

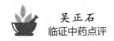
[扩展资料]　含升麻苦味素、生物碱。

7.葛　　根

[来源]　豆科植物葛的根。野生。全国大部分地区均有分布。

[别名]　粉葛。

[性味归经]　平,甘、辛。入肺、胃二经。

[功效]　解肌,退热,止渴生津,透疹。

[应用]　用于外感表证、项背发热。葛根既能发表,又可解肌,此时配麻黄、桂枝、白芍、甘草成葛根汤治太阳病无汗恶风、背项强。

用于麻疹不透,配升麻、白芍、甘草成升麻葛根汤。

用于外表症口渴、热病口渴、消渴。葛根能升阳而使脾胃上升达到生津之功,配知母、天花粉、山药。

配黄芩、黄连、甘草成葛根芩连汤治胁热下痢、热痢。

配当归、黄连、白芍、木香、厚朴治久痢、赤白痢。

[常用量]　5～15 g。

[扩展资料]　生用退热,煨用止泻。

含大豆苷、葛根黄苷,能保护心脑血管,降低血糖。

8.蝉　　蜕

[来源]　蝉科昆虫黑蚱羽化后的蜕壳。主产于山东、河南。

[别名]　蝉衣、蝉退、虫退、金牛儿。

[性味归经]　寒,甘、咸。入肝、肾二经。

[功效]　散风寒,解痉,宣肺透疹。

[应用]　可治风热声嘶、麻疹不退、皮肤痒疹、惊风、破伤风、风热目翳。

配钩藤治小儿夜啼。

配薄荷成蝉蜕散,治风热。每服 6 g。

配羌活、菊花、谷精草、蒺藜、防风、密蒙花、决明子、黄芩、蔓荆子、栀子、荆芥、木贼成蝉蜕散治肝经风热上攻所致目赤、肿痛、流泪。

[常用量]　3～12 g。

[扩展资料]　解痉用量为 3～30 g,常配全蝎。

含甲壳质、氮,能降低放射物质的反应,能松弛横纹肌,能阻断神经节(止痛,止痉挛)。

五虎追风散(蝉蜕、天麻、制南星、全蝎、僵蚕),对破伤风疗效好,黄酒 2 两拌服。

含褪黑素,有安眠作用。

9.蔓 荆 子

[来源] 马鞭草科植物单叶蔓荆或蔓荆的成熟果实。多野生。主产于浙江、福建、山东、江西等地。

[别名] 蔓京子。

[性味归经] 微寒,辛、苦。入肝、肺、膀胱三经。

[功效] 疏散风热,治头痛、眩晕、目痛,清利头目。

[应用] 配葛根、人参、黄芪、黄柏、白芍、升麻成益气聪明汤,治中气不足、清阳不升。

为强壮药、清凉药、镇痛药,用于神经性头痛、外感头痛。

[常用量] 5～15 g。

[扩展资料] 蔓荆子偏治风热头痛;白芷偏治风湿头痛;细辛、藁本偏治风寒头痛,但藁本偏治头顶痛;川芎偏治血虚头痛;蔓荆子偏治两颞痛。

蔓荆子有镇静作用,蔓荆子、川芎、细辛、菊花、白芷、甘草组方治偏头痛。

10.浮 萍

[来源] 浮萍科植物紫萍全草。全国各地均有分布。

[别名] 紫萍、紫背浮萍。

[性味归经] 寒,辛。入肺经。

[功效] 发汗,祛风,利水消肿。

[应用] 治风热感冒时可配薄荷、升麻。

可透丹毒风疹。

用于利水消肿。配麻黄、桑白皮可用于急性肾炎初期水肿。热病初期无汗亦可用。

[常用量] 3～10 g。

[扩展资料] 其利尿功能与含有醋酸钾及氯化钾有关。

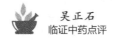

11. 西 河 柳

[来源]　　　柽柳科植物柽柳的细嫩枝。全国各地均有分布。

[别名]　　　山川柳、锁天柳、三春柳、观音柳。

[性味归经]　平,甘、咸、辛。入心、肺、肾三经。

[功效]　　　发表透疹,疏风,利尿,解毒。治风湿关节炎。

[应用]　　　透发麻疹配薄荷、升麻、麻黄,可使麻疹透发。

　　　　　　　外洗也可透发麻疹,治癣。

[常用量]　　1～5 g。

[扩展资料]　含槲皮素、树脂。

　　　　　　　能麻醉大脑、延脑,大量服用可使中枢神经麻醉而致虚脱。

解表药小结

主要用于治疗表证,分辛温、辛凉两类。

A. 外感风寒,选辛温解表药。

a. 有汗选桂枝配白芍(散风寒合营卫是共同作用)。

b. 无汗。

①重症:无汗脉浮紧,选麻黄配桂枝(发汗散寒力较强)。

②轻症:选紫苏、荆芥、防风、生姜、葱白(发汗散寒力较弱)。

c. 表证头痛、牙痛较重选细辛、羌活(止痛散寒力强)。

d. 头痛、牙痛较轻选白芷、藁本(止痛散寒力次之)。

e. 鼻塞重选辛夷(宣通肺窍)。

f. 鼻塞兼项背发紧选葛根(能解肌)。

g. 喘咳选麻黄(宣肺平喘)。

h. 呕吐选生姜、紫苏(止呕)。

B. 外感风热,选辛凉解表药。

a. 有汗选桑叶、菊花(疏散风热)。

b. 无汗选薄荷、牛蒡子、浮萍(发汗力强)。

c. 头痛重选蔓荆子、菊花、桑叶、薄荷(祛风止痛)。

d. 咽痛选牛蒡子、升麻(清利咽喉)。

e. 声嘶哑选蝉蜕(宣肺开音)。

f. 目赤选桑叶、菊花、薄荷、蔓荆子、蝉蜕(祛风明目)。

g. 兼咳嗽选桑叶、牛蒡子(宣肺止咳)。

用于麻疹透发时,解表以辛凉为主,可选西河柳、牛蒡子、薄荷、芫荽(一般外用),还可选用升麻、葛根、蝉蜕、浮萍(不常用)。

用于水肿时,主要选用麻黄、浮萍。

用于风湿痹痛时,可选用麻黄、桂枝、羌活、防风、细辛(祛风止痛药)。

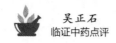
吴正石
临证中药点评

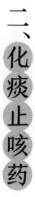
二、化痰止咳药

凡能消痰或祛痰的药物，统称为化痰药；具有减轻或制止咳嗽的药物，统称为止咳药，又有称止咳平喘药。一般化痰药兼止咳平喘之效，止咳平喘药亦多兼化痰之功，故这两类药放在同一章节，总称为化痰止咳药。根据痰邪特点，致病表现不同，治法不同，用药亦有不同。

风痰：感冒后产生的痰，表证可见恶寒发热，脉浮滑、浮数。

寒痰、湿痰：多为虚证，脾胃阳虚为主。症见虚咳，痰清稀，怕冷，四肢重，气短喘促，脉弦滑。治以温化寒痰，实痰可用燥湿化痰的办法，兼以健脾益肾即所谓温药和之。

热痰、燥痰：见于秋燥、风热风湿过盛等。症见稠痰，口干咽干，发热出汗，脉滑数。

脾为生痰之源，肺为贮痰之器。病位在脾胃用半夏、枇杷叶、旋覆花；在经络（瘰疬、瘿瘤）者治以软坚消痰，选用消炎、清热、软坚药，如昆布、浙贝母、海藻；对症见痰迷心窍、昏迷、中风，痰湿壅盛，牙关闭，两手握紧，癫痫等症者，可用散风祛痰、镇静解痉祛痰药，如天南星、白附子等。

治痰应注意：治痰先理气，治痰不离脾肺。

（一）温化寒痰药

多属温性，适于寒痰、湿痰，散结祛湿。比较燥烈，凡属痰热之证不用。有毒，用量稍减，中病即止，注意炮制方法。

1. 半　夏

［来源］　天南星科植物半夏的地下块茎。野生。主产于四川、贵州、湖北、安徽、江苏。

[别名]　　　清水半夏、法半夏、京半夏、姜半夏、戈制半夏(直接吞服)、仙露半夏、青盐半夏、竹沥半夏、半夏曲、羊眼半夏(浙江称谓)、地茨菇(广西称谓)、三步跳、败家子、麻芋子(贵州称谓),以云南昭通最佳。

[性味归经]　温,辛。有小毒。入脾、胃二经。

[功效]　　　温燥化痰,和胃健脾,降逆止呕,止咳,消肿散结。

[应用]　　　用于温燥脾湿来治痰饮喘咳:配陈皮、茯苓、甘草成二陈汤治痰饮咳嗽、止呕;配干姜、细辛治寒痰;配黄芩、瓜蒌治热痰;配陈皮、天麻、白术成半夏白术天麻汤治痰饮头痛、咳嗽、痰液清涎、眩晕。
　　　　　　　止呕吐:用于急性消化不良、腹胀、胸闷呕吐,配茯苓、生姜成生姜泻心汤;用于慢性胃炎、嗳气吞酸、胃痛,配陈皮、砂仁、木香成香砂六君子汤;治神经性呕吐用旋覆代赭汤,配生姜、竹茹;对妊娠呕吐也有效,加味黄连苏叶汤,如黄连、紫苏叶、茯苓、竹茹、枇杷叶、柿蒂;对胃寒的呕吐有效,配生姜成小半夏汤。

[常用量]　　5~15 g。

[扩展资料]　含少量挥发油、生物碱、醇类。
　　　　　　　外用有止血、止痛、消肿作用,对末梢神经有麻醉作用。
　　　　　　　配秫米治胃有痰浊不能卧。
　　　　　　　反乌头。

2. 天 南 星

[来源]　　　天南星科植物天南星、东北天南星的球状块茎。栽培或野生。产于四川、河南、河北、云南、辽宁、贵州。

[别名]　　　制南星、胆南星、虎掌。

[性味归经]　温,苦,辛。有毒。入肺、脾、肝三经。

[功效]　　　燥湿,祛风,化痰散结,消肿解痉。

[应用]　　　用于中风痰壅、口眼歪斜、卒中,配川乌、白附子、木香成三生饮。
　　　　　　　配白附子、半夏、川乌成青州白丸子,治小儿惊风、风痰壅盛。
　　　　　　　中风痰壅后期用蜈蚣、全虫、鸡血藤。
　　　　　　　用于风痰眩晕,配半夏、天麻、生姜成玉壶丸。
　　　　　　　用首乌、柏子仁、当归、白芷治眩晕(高血压不用白芷)。

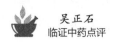

配防风成玉真散治破伤风、口噤强直,还可配白附子、天麻、白芷、防风、羌活治之;配蝉蜕、天麻、全虫、僵蚕、朱砂成五虎追风散治破伤风。

玉真散(羌活、天麻、防风、白芷、白附子)有抗破伤风梭菌的作用。

又可治顽疾咳嗽、痰湿壅滞、癫痫。生用痈肿,消肿止痛。

[常用量]　3～12g。

[扩展资料]　可使支气管分泌物增加而祛痰。

　　　　　　胆南星用牛胆汁加工,性平(或苦、凉),祛痰通窍。

3.旋　覆　花

[来源]　菊科植物旋覆花、线叶旋覆花的头状花序花。野生。主产于贵州、湖南。

[别名]　金沸草花、金线花、水葵花。

[性味归经]　温,咸。有小毒。入肺、大肠二经。

[功效]　降气,消痰利水,软坚散结,止噫。

[应用]　用于咳喘有痰。配桔梗、桑白皮、鳖甲、柴胡、槟榔、大黄、甘草成旋覆花汤治痰壅。

　　　　用于肺经伤风。配荆芥、前胡、半夏、细辛、赤茯苓、甘草、姜、枣成金沸草散,治咳喘表证。

　　　　用于反胃噫气、气逆呃逆。配人参、生姜、代赭石、甘草、半夏、大枣成旋覆代赭汤,治心下痞满、嗳气不除。配神曲、木香治胃肠神经症。

[常用量]　3～10g。

[扩展资料]　包煎(种子有刺易咳)。

　　　　　　金沸草(旋覆梗)外用止血消肿,内服量为3～10g,宜少用。

4.白　芥　子

[来源]　十字花科植物芥菜的种子。易栽培。全国各地均有栽培。

[性味归经]　温,辛。入肺经。

[功效]　利气豁痰,温中开胃,消肿止痛。

[应用]　治急性胸膜炎,用控涎丹,配大戟、甘遂,或用葶苈泻肺汤。

温经驱寒,用武力拔寒散。

治慢性气管炎用紫苏子、莱菔子成三子养亲汤。

配葱白,捣烂,醋调外敷,治风湿性关节炎、神经痛。

[常用量]　3～12 g。

[扩展资料]　黄芥子是同科不同种的黄芥子菜的种子,可外用,也可作催吐剂,10 g 即能呕吐。

5.白　附　子

[来源]　天南星科植物独角莲的块茎。主产于我国东北地区。

[别名]　鸡白附子、竹节白附、禹白附、南星附子。

[性味归经]　大温,辛、甘。有小毒。入胃经。

[功效]　通寒湿,祛风,解痉。

[应用]　治中风痰壅、偏正头痛、破伤风、口眼歪斜。

配僵蚕、全虫为牵正散,治中风歪斜、半身不遂。

[常用量]　1～6 g。

[扩展资料]　关白附子,别名:东北白附子、黄花乌头根、药死草根,为毛茛科黄花乌头的根,性状与乌头相似,含乌头碱,为镇痉药物。

（二）清化热痰药

清化热痰药,多属寒性,适用于燥疾、痰液浓稠,对癫痫惊厥、瘰疬、流注、瘿瘤有效,一般药物较缓和。多有祛痰镇咳、消炎、镇静、止痉的作用。

1.贝　母

[来源]　百合科植物罗氏贝母或卷叶贝母的鳞茎为川贝母。野生。主产于四川、青海、甘肃、云南。

百合科植物浙贝母的鳞茎为浙贝母。栽培。主产于浙江象山。

[别名]　川贝母有炉贝、尖贝、松贝、野贝、西贝、箭贝之称。

浙贝母有大贝、家贝、元宝贝、坂贝、象贝之称。

[性味归经]　川贝母微寒,苦、甘。浙贝母寒,苦。入肺、心二经。

[功效]　川贝母润肺解郁,化痰滋阴;浙贝母清热散结化痰。

[应用]　浙贝母清热力强,用于外感风热、痰火郁结。川贝母以润肺为

主,治胸闷心烦、痰中带血、慢性咳嗽、纳少痰黏。清热解郁化痰,结核、慢性气管炎、虚性痰热,配枇杷叶、麦冬、桑叶、玉竹,咯血加生地黄、百合,气逆明显加厚朴、杏仁。但对寒痰、湿痰则不相适宜。

浙贝母能开泄肺气,清热散结,对口干咽痛、发痒、痰黏热咳的急性期,配连翘、牛蒡子、金银花、桑叶、菊花。而配玄参、牡蛎、夏枯草治瘰疬。配连翘、蒲公英、天花粉治痈肿。

百合固金丸配百合、生地黄、熟地黄、麦冬、桔梗、白芍、玄参、当归治咳吐痰血、肺伤咽痛。

配知母成二母散治肺痨有热,又不能服补气药者。

配菊花、紫花地丁、金银花、甘草治热毒痈疽。

配杏仁、麦冬、款冬、紫杏研乳汁下为贝母散治小儿咳嗽气急。

[常用量] 　川贝母 3～12 g,浙贝母 5～15 g。

[扩展资料] 　含有生物碱,拟阿托品作用,能扩张平滑肌,减少腺体分泌,扩瞳、降压,但减少腺体分泌作用小于阿托品。

2. 瓜　蒌

[来源] 　葫芦科植物栝楼的根、果实和种子。栽培和野生。主产于山东、安徽、四川、河南、贵州。

[别名] 　根:天花粉、栝楼根、南花粉;果实:瓜蒌皮、全瓜蒌;种子:瓜蒌仁、栝楼仁。

[性味归经] 　寒,甘。瓜蒌根甘、酸,仁甘、咸,皮甘。入肺、胃、大肠三经。

[功效] 　根能生津止渴,降火润燥,排脓消肿,堕胎;仁能润肠滑肠,补虚滋润;皮能清热化痰,利咽喉,治黄疸水肿。

[应用] 　用于痰热咳嗽,清热润燥化痰配黄连、半夏、桔梗清热祛痰。伴有胸痛、痰稠配贝母、桔梗,发热加用黄芩、柴胡。

胸痹、结胸(闭阻不通),配薤白、酒成瓜蒌薤白酒汤。

热痰配黄连。化痰配半夏,如小陷胸汤。理气用瓜蒌薤白半夏汤。

乳痈、热症肿疡,适用于初期未溃。配蒲公英、连翘、金银花、青皮、陈皮、娑罗子、穿山甲、皂角刺、甘草成复元通气散治疗急性乳腺炎。肺炎、肺痈用鱼腥草、桔梗。

肠燥便秘、热痰内阻、口干便结配桃仁、郁李仁、火麻仁以通便。

配桔梗、牛蒡子治口干咳嗽。

配人参、麦冬治消渴喜饮水。

配天花粉、秦艽、白芍、生地黄、麦冬成滋燥饮,治肺虚燥咳。

[常用量]　根:5~15g(过敏不用)。全瓜蒌:3~12g。种子:3~10g。

[扩展资料]　瓜蒌壳、山萸肉、石菖蒲、儿茶有杀死腹水癌细胞的作用。

瓜蒌仁打碎去油成瓜蒌霜有镇静、镇咳、利尿作用。

含脂肪,对多种细菌有抑制作用。

根配牙皂、麝香、葱白汁塞入阴道可引产。

3.桔　　梗

[来源]　桔梗科植物桔梗的根。野生。主产于安徽、湖北、河南、贵州。

[别名]　苦桔梗、玉桔梗、白药、梗草。

[性味归经]　微温,苦、辛。入肺经。

[功效]　宣肺,散风寒,镇咳祛痰,除痈排脓,胸满胁痛,开提肺气。

[应用]　用于咳嗽痰多。桔梗祛痰能力强,对外感不论风热风寒均有效。属于风寒者加用紫苏叶、防风、杏仁、陈皮;属于风热者配薄荷、桑叶、连翘、杏仁。但对阴虚久咳无效。咯血者不用。

用于咽痛。风热咳痰用玄麦甘桔汤。配荆芥、薄荷、玄参、甘草,能宣肺、利咽喉。配甘草成桔梗汤治咽痛和肺痈。

用于肺痈咳吐脓血。常配鱼腥草、芦根、连翘、黄芩。配甘草、穿山甲、皂角刺托里排脓。

治胸胁痛常配枳壳,一升一降使气机流畅。

[常用量]　5~15g。

[扩展资料]　能促进呼吸道液的分泌,有祛痰作用。

含有皂苷,大量使用产生呕吐和影响食欲,有溶血作用。有出血倾向不用。

4.前　　胡

[来源]　伞形植物白花前胡(姨妈菜、罗果菜)、紫花前胡的根。野生。主产于浙江、安徽、湖北、贵州。

[别名]　北前胡。

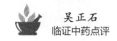
[性味归经]　微寒,苦、辛。入肺、脾二经。

[功效]　降气下痰,散风清热,祛痰镇痛。

[应用]　治风热咳嗽、呃逆、痰稠,而无实热不用。热痰配黄芩、桑白皮、
浙贝母、杏仁。

治痰热喘咳。配白前、杏仁、桑白皮、桔梗治风热痰壅。

配沉香、礞石治伏痰、老痰。

[常用量]　5～12g。

[扩展资料]　前胡偏升、宣,而杏仁偏肃、降。

促进呼吸道分泌物增多,有祛痰作用,与桔梗相似。

含有四种香豆素(白花前胡甲素、白花前胡乙素、白花前胡丙
素、白花前胡丁素)。

能降压,有消化道出血倾向。

5.天　竺　黄

[来源]　禾本科植物竹类根部分泌物的凝结物。主产于印度及东南亚。
亦有产于广东、广西、云南,但不呈乳白色而呈灰白色和灰蓝
色,吸水性强,不溶于水,置舌面黏舌,放水中有气泡。

[别名]　天竹黄。

[性味归经]　寒,甘。入心经。

[功效]　清热祛痰,凉心定惊。豁痰安神定痫。

[应用]　用于小儿热性病,治热病痰壅、神昏谵语,配羚羊角、茯神、桑
叶、钩藤、天花粉、菖蒲、胆星、浙贝母等。

配僵蚕、蝉蜕、黄芩治小儿急惊抽搐。

用于中风痰壅:由实热引起的痰闭,天竺黄能清热豁痰。为定
惊要药。可配蚕沙、黄连、朱砂、青黛。在后期配菖蒲、丹参、鸡
血藤、二陈汤、三七。

[常用量]　6～12g。

[扩展资料]　含70%硅酸,其他含钾、钙、水和有机盐。

用于高血压病后期,尤对脑血管痉挛有松解。

祛痰作用胜于胆南星。

6.竹　　茹

[来源]　禾本科植物淡竹的第二层新鲜皮。多栽培。主产于河南、湖

北、江苏、浙江、江西、四川、广东、贵州。

[别名]　　　竹二青、淡竹茹、姜竹茹。

[性味归经]　微寒,甘。入肺、胃、肝三经。

[功效]　　　清热,凉血,除烦止呕,安胎,镇咳,治血尿。

[应用]　　　用于胃热呕吐。配黄连、陈皮成黄连陈皮竹茹汤治胃热呕吐,
　　　　　　　胃阴虚火热配人参、甘草、大枣、陈皮、生姜。妊娠呕吐亦可以
　　　　　　　用。但胃寒不是竹茹之证。
　　　　　　　用于开胸涤痰。配瓜蒌壳、橘络、枳壳、桔梗。
　　　　　　　对胆虚、痰热上扰、心烦失眠可治,主要以清热化痰而达安眠。
　　　　　　　常用温胆汤配枳实、半夏、陈皮。
　　　　　　　配石膏、桂枝、甘草、白薇、大枣成竹茹大枣丸,能安中益气、除
　　　　　　　烦呃逆。

[常用量]　　5～15 g。

7. 青 礞 石

[来源]　　　矿物云母的一种硅酸盐类绿泥石。主产于四川。

[性味归经]　平,甘、咸。入肝经。

[功效]　　　消食,下气,平肝。治顽痰、癖结、宿食癥块、积痰惊痫。

[应用]　　　配沉香、大黄、黄芩成礞石滚痰丸,治黏实老痰癫痫惊悸、大便
　　　　　　　干结。

[常用量]　　3～12 g。

[扩展资料]　镇静,治痰证失眠。

8. 金 礞 石

[来源]　　　同青礞石。煅青礞石即金礞石。但以青礞石为好。

[功效]　　　同青礞石。

[应用]　　　同青礞石。

[常用量]　　3～12 g。

9. 海 蛤 壳

[来源]　　　海产海蛤的贝壳。主产于我国沿海地区。

[别名]　　　文蛤、花蛤、黄蛤、蛤壳。

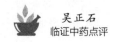

[功效]　清热利湿,化痰散结。治疗咳逆喘满、水气浮肿、胸胁痛、崩漏,但脾胃虚弱者不用。对瘿瘤、痰核有效。

[应用]　配青黛成黛蛤散治咳嗽痰多、肺炎上逆者。

　　　　配椿皮、黄柏、滑石、神曲、青黛治赤白带下。

　　　　配滑石、甘草、芒硝成海蛤散,治妇女伤寒、血结胸膈。

　　　　配瓜蒌仁成海蛤丸治痰饮、心痛。

　　　　治口渴,并可利尿。

[常用量]　3～10 g。

[扩展资料]　有制酸作用。

10.海　浮　石

[来源]　一种为火山喷出物,一种为珊瑚。常用的为珊瑚的一种,其主要成分为氧化硅。主产于我国南方沿海各地。

[别名]　浮石、浮海石。

[性味归经]　寒,咸。入肺经。

[功效]　清肺,化积,化痰。治痰积、消渴、瘰疬、膀胱结石、慢性支气管炎。

[应用]　配青黛、瓜蒌仁、栀子、诃子成咳血丸,治咳嗽,痰中带血。

[常用量]　3～10 g。

[扩展资料]　对胃肠有一定刺激作用,脾胃虚弱者不用,易呕吐。

11.瓦　楞　子

[来源]　软体动物蚶科泥蚶的贝壳。多养殖。主产于我国沿海地区。

[别名]　瓦垄子、瓦屋子、魁蛤、蚶壳。

[性味归经]　平,甘、咸。入肺、胃、肝、脾四经。

[功效]　化痰,散结,止痛,止酸,清血块。药用多煅。

[应用]　治胃痛、老痰、妇女小腹硬块、肝硬化。

[常用量]　5～15 g。

12.昆　　布

[来源]　昆布科植物大型褐藻海带的干燥体。主产于福建、山东、辽宁等地。

[别名]　　　海带。

[性味归经]　寒、滑,咸。入肝、胃、肾三经。

[功效]　　　消痰软坚,利水。治瘿瘤、瘰疬、痰核、水肿。

[应用]　　　配通草、海蛤壳、海藻等成昆布丸治瘿瘤、胸膈满塞。

配玄参、牡蛎、僵蚕、夏枯草成昆布散用猫爪草汤送下治瘰疬。

配黄药子、海藻、浙贝母、茯苓、泽漆、紫背天葵、牡蛎、蒟蒻(魔芋)、蜂糖治痰核。

[常用量]　　5～15 g。

[扩展资料]　含大量碘、胡萝卜素、维生素 B_1、维生素 B_2、蛋白质、脂肪、糖类。

13.海　　藻

[来源]　　　马尾藻科植物多年生海藻羊柄菜、海蒿子的干燥全草。产于辽宁、山东、福建、广东、浙江等地。

[别名]　　　海萝。

[性味归经]　寒,苦、咸。入肝、胃、肾三经。

[功效]　　　消痰软坚,清热利水。

[应用]　　　治瘿瘤、脚气水肿、瘰疬、痰核、疝气。配连翘、陈皮、半夏、牛蒡子、莪术、昆布、夏枯草成海藻连翘汤治结核、痰核。

[常用量]　　5～10 g。

[扩展资料]　含抗凝血物质,加热后被破坏,与肝素相同。

含碘、铁、蛋白质。

反甘草。

14.胖 大 海

[来源]　　　梧桐科植物胖大海的种子。主产于我国云南及越南、马来西亚。

[别名]　　　大海榄、安南子、大桐果、大海。

[性味归经]　凉、滑,甘、淡。入肺经。

[功效]　　　清热痰,开声音。治热结便秘。

[应用]　　　治感冒风热声哑、咽痛、喉肿。

中寒、痰湿、便溏者不用,此时可用麻黄辛温以开之。

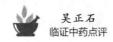
[常用量]　3～10 g。

[扩展资料]　近代研究有致癌可能,不可长期使用。

15. 杏　仁

[来源]　蔷薇科植物杏或山杏的种子。栽培。我国各地均有产。

[别名]　苦杏仁、光杏仁(山杏的种子,横截面不等分)、甜杏仁、巴豆杏、叭哒杏(杏的种子)。

[性味归经]　温,苦。有小毒。而甜杏仁性平,味甘而无毒。入肺、大肠二经。

[功效]　苦杏仁止咳定喘,祛风寒,润大肠,治惊痫。

[应用]　对咳嗽气喘、外感燥咳有效,对风寒咳嗽加紫苏叶成杏苏散,对风热咳嗽用桑叶成桑杏汤。

只能止咳平喘,对症治疗,不能消除病因。

热喘用白果、黄芩。

肠燥便秘,配火麻仁、大黄、枳实、厚朴、芍药成麻仁丸,或配火麻仁、郁李仁、瓜蒌仁、柏子仁成五仁汤。

[常用量]　3～12 g。

[扩展资料]　连皮用效果好,有效成分主要在种皮里。

含苦杏仁苷和苦杏仁酶,苷和酶水解成苯甲醛和氢氰酸(剧毒),用量不宜多。

甜杏仁通便好,对老年人较宜。

若中毒,用杏子树根皮煎水服能解。

16. 苏　子

[来源]　唇形科植物紫苏的种子。栽培。主产于湖北、江苏、河南。

[别名]　紫苏子、炒苏子。

[性味归经]　温,辛。入肺经。

[功效]　止咳平喘,下气消痰,宽胸润肠,温中开郁。

[应用]　配前胡、半夏、陈皮、厚朴、肉桂、当归、甘草、生姜、大枣成苏子降气汤,治痰涎壅盛、肺气上逆哮喘。

配白芥子、莱菔子成三子养亲汤治痰喘。

配火麻仁、杏仁、枳壳润肠通便。

[常用量]　3～12 g。

[扩展资料]　分紫苏子和白苏子,后者是贵州的苏麻,能开郁,解鱼蟹毒。

17. 百　　部

[来源]　百部科植物直立百部、蔓生百部或对叶百部的块根。野生。主产于安徽、江苏,是直立百部,根短少,白色。广西产的为对叶百部。贵州六枝、兴义产的蔓生百部粗大。

[别名]　生百部、炙百部。

[性味归经]　微温,甘、苦。入肺经。

[功效]　润肺止咳,灭虱杀虫,温肺下气止咳。

[应用]　治新久咳嗽。新咳配荆芥、桔梗、紫菀、白前、陈皮、甘草成止嗽散;久咳配紫菀、寒水石、贝母,治小儿肺热久咳。

用于肺痨咳嗽。用芩部丹,对肺痨咳嗽有效。

治蛲虫病,保留灌肠,2～10 天,一天 10 g。

灭头虱、头蚤。

配麻黄、杏仁成百部丸治小儿肺寒久咳。

配白鲜皮、鹤虱、当归、黄柏、蓖麻仁、生地黄、雄黄、黄蜡成百部膏外用止痒。

[常用量]　3～10 g。

[扩展资料]　含百部碱。对呼吸中枢兴奋性降低,中毒可用姜水和醋解。

18. 款 冬 花

[来源]　菊科植物款冬的花蕾。栽培或野生。主产于陕西、山西、河南、甘肃、青海、四川、内蒙古。

[别名]　冬花、款冬、炙冬花。

[性味归经]　温,辛。入肺经。

[功效]　止咳下气,润肺清痰。

[应用]　止咳作用很明显,有镇痉作用。

配紫菀、百部、乌梅、生姜成久咳方。

配贝母、知母、杏仁、桑白皮、五味、甘草成款冬花汤,治暴咳。

配百合成百花丸治咳嗽带血。

配紫菀能止咳化痰。

[常用量]　5～12 g。

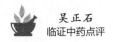

[扩展资料] 含款冬二醇、皂苷、鞣质、挥发油。

19.紫　菀

[来源]　菊科植物紫菀的根。栽培。主产于河北、安徽。

[别名]　青菀、生紫菀、炙紫菀。

[性味归经]　微温,苦、辛。入肺经。

[功效]　化痰止咳,温肺下气,通调水道。

[应用]　配知母、贝母、阿胶、人参、甘草、桔梗、茯苓、五味子成紫菀汤治肺热咳嗽、肺痿肺痈、吐脓吐血。

[常用量]　5～12g。

[扩展资料]　含紫菀皂苷。祛痰效果好。伪品为杜吾。

20.桑　白　皮

[来源]　桑科植物小乔木桑树的根皮。栽培或野生。主产于安徽、浙江、江苏等地。

[别名]　桑根皮、炙桑白皮。

[性味归经]　寒,甘。入肺经,

[功效]　泻肺利水,止咳平喘,清热。

[应用]　用于肺热咳喘、骨蒸自汗,配地骨皮、甘草、粳米成泻白散。
用于水肿实证、小便不利,配陈皮、大腹皮、姜皮、茯苓皮成五皮饮,治水肿胀满、上气喘急(阳水浮脉、不干不渴)。

[常用量]　5～12g。

[扩展资料]　含多种糖类,利尿,排出大量氯化物。
本品纤维可作外科缝合用。

21.白　前

[来源]　萝藦科植物白前的茎与根。主产于江苏。

[别名]　白薇(产于苏州)、鹅茛白薇(产于镇江)、嫩白前。

[性味归经]　微寒,辛、甘。入肺经。

[功效]　泻肺降气,止咳祛痰。

[应用]　治肺气壅实、胸膈逆满、新久咳嗽、呼吸欲绝,无实邪不用。
配紫菀、半夏、大戟成白前汤,治久喘久咳、体实气短,症见倚壁

不能卧,咽中作水声。

对痰喘、支气管炎、肺结核有效。

[常用量] 5～12 g。

[扩展资料] 自古白前与白薇混淆。白前根有节,须根少,淡黄色。

含皂苷,量多易致呕吐、恶心。

22.枇　杷　叶

[来源] 蔷薇科枇杷树的叶片。野生或栽培。主产于长江流域及我国南方各省。

[性味归经] 平,苦。入肺、肾二经。

[功效] 清肺和胃,降气化痰。多去毛蜜炙。秋冬采之有效。

[应用] 治热咳、痰盛、呕哕、口渴、干咳。

配辛夷花治头风鼻渊。

配人参、半夏、茯苓、白茅根、生姜、槟榔能和中利膈、止呕。

[常用量] 5～15 g。

[扩展资料] 含皂苷及维生素 B_1。

核含苦杏仁苷及氰酸能镇咳祛痰。

树皮镇呕。

23.马　兜　铃

[来源] 马兜铃科植物马兜铃(青藤香)的果实(果实六等分)。主产于我国江浙一带。

[别名] 土青木香果、水马香果(南通称谓)。

[性味归经] 微寒,苦、辛。入肺、大肠二经。

[功效] 清肺热,平喘降气,化痰止咳。可解蛇虫之毒。

[应用] 外用对痔出血、肛门肿有效。

配阿胶、牛蒡子、甘草、杏仁、粳米成补肺阿胶汤,治肺虚火亢、咳喘气喘、咽干口苦、咯血。

配桔梗、人参、贝母、大腹皮、桑白皮、五味子、紫苏成马兜铃散,治妊娠胎气壅滞、喘咳、痰壅。

对肺痈有效。

[常用量] 3～10 g。

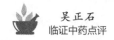
[扩展资料] 伪品为野百合果,其特点是体长,个头较大,果实横截面多为四等分和五等分。

含马兜铃酮、木兰花酸、马兜铃酸。

有降压作用,通过作用于中枢神经而达到降压效果。

对肾脏实质有损害,易造成急性肾衰竭。现不常用。

根为青藤香,茎为天仙藤,果实为马兜铃。

24. 葶 苈 子

[来源] 十字花科一年或二年生植物独行菜的种子。主产于内蒙古、辽宁、河北等地。

[别名] 丁苈子、葶苈。

[性味归经] 寒,辛、苦。入肺、膀胱二经。

[功效] 泻肺行水,消肿平喘。

[应用] 对心源性水肿和渗出性胸膜炎、积水、脚气均有效。

配大枣成葶苈大枣汤,治肺痈支饮、胸满不舒。

配防己、椒目、大黄成己椒苈黄丸治腹满、口舌干燥、胸间有水声。

葶苈泻肺汤治慢性支气管炎并水肿。

[常用量] 3~12 g。

[扩展资料] 伪品为菥蓂。别名:败酱草、瓜子草、遏蓝菜、大齐、老齐、灰跳菜。性味归经:微温,苦。入肝、胃、大肠三经。平肿、益气、利肝明目。治目疾、泪出、赤肿、肝疾。易日光过敏。

含强心苷,单味一日3次,一次2克。对心源性水肿有效。

化痰止咳药小结

A. 用于痰多咳嗽或喘。

a. 寒性:药用白芥子、旋覆花。

b. 热性:用贝母、瓜蒌、前胡、葶苈子。

c. 寒热痰:选用桔梗、白前、半夏。

B. 用于痰少咳。

a. 咳嗽:可用杏仁、百部、款冬花、紫菀、枇杷叶。

b. 咳喘:用杏仁、桑白皮、马兜铃。

C.用于胸满痰结气滞,用瓜蒌、白芥子。

D.用于中风痰壅,用天南星、白附子、天竺黄。

E.用于热病神昏、小儿急惊风、癫痫,可用天竺黄、胆南星、川贝母、礞石。

F.用于瘿瘤、痰核、瘰疬,可选用昆布、蛤粉、海藻、海浮石、贝母、白芥子等。

三、清热药

　　凡清解里热的药,统称为清热药。分为清热泻火药、清热凉血药、清热燥湿药、清热解毒药和清热解暑药。

　　清热泻火药适用于里热火盛(热入气分),它直折火势。代表药物有石膏、知母。用于高热、口渴、汗出、烦躁、神昏、丹毒肿痛。

　　清热凉血药适用于热入血分,对血热证(温病、毒痢、疮毒)有效。用于出血的病例,可选牡丹皮、紫草。还有滋阴养血兼骨蒸潮热的药物,如生地黄、玄参、地骨皮、银柴胡、鳖甲等。

　　清热燥湿药味苦性寒,苦燥湿,寒清热,如阳黄、痢疾、泄浊等症可用此类药物。

　　清热解毒药适用于热毒、火毒,可用金银花、紫花地丁。

　　清热解暑药适用于暑热、暑湿,可用青蒿、荷叶、苇茎等芳香化湿药。

　　适应证:

　　①温热病:高热口渴、神昏、烦躁,用清热泻火药。

　　②血热妄行:咯血、咳血、衄、尿血、斑疹,用清热凉血药。

　　③湿热病:痢疾、阳黄、泄浊、痛疮、白带、火眼、耳流脓,用清热燥湿药。

　　④热毒壅盛:痈疡、疮疖,用清热解毒药。

　　⑤暑热病:头痛牙热、面垢、自汗,用芳香化湿药。

　　表热:辛凉解表,用桑叶、柴胡、菊花。

　　里热:腹胀拒按,苔黄口干,用泻下药大黄、芒硝、番泻叶。

　　虚热:血虚午后发热,骨蒸潮热,用滋阴养血药沙参、夏枯草、芍药、生地黄。

　　实热:温盛,表邪已解,用清热药栀子、黄连。

（一）清热泻火药

清肺胃热，气分有热，热势上升，高热肺热咳喘。清肝热，明目降压。

1.石 膏

[来源]	含水硫酸钙的矿石。主产于湖北、山东、山西、四川、甘肃。
[别名]	生石膏、煅石膏、纤维石膏、寒水石。
[性味归经]	寒，辛、甘。入肺、胃、三焦三经。
[功效]	清热降火，清热除烦。治胃火牙痛。
[应用]	用于高热烦渴。配知母、粳米、甘草成白虎汤，治阳明病大汗、大热、大烦、大渴、脉洪大。
	用于温病发斑，配知母、粳米、甘草、犀角、玄参成化斑汤。
	用于肺热咳喘。配麻黄、杏仁、甘草成麻杏石甘汤，治风热实喘。
	用于胃热牙痛。石膏善清胃热，配黄芩、黄连、生地黄、牡丹皮成清胃散，治牙龈肿出血、胃火牙痛。玉女煎也可运用。
	煅石膏用于外科、烧伤、湿疹、慢性皮肤溃疡。
[常用量]	10～30 g。
[扩展资料]	含硫酸钙、硫酸镁、硫酸铁。
	能增加血钙，兴奋肌肉，抗过敏，亦为乙脑主药。

2.知 母

[来源]	百合科植物知母的地下根状茎。野生。主产于河北、山西。
[别名]	肥知母、炒知母、穿地龙（山东称谓）。
[性味归经]	寒，苦。入肺、肾、胃三经。
[功效]	清热治燥，滋肾清肺，止咳润肠。
[应用]	用于热病烦躁、口渴，配石膏等成白虎汤治之。
	用于肺热咳嗽，配浙贝母、瓜蒌成宁嗽丸。配浙贝母、麦冬、五味子、桑白皮、百部治阴虚肺热。
	用于阴虚骨蒸潮热。配黄柏、熟地、龟板成大补阴丸治阴虚火亢；兼见耳鸣、耳聋者，配银柴胡、青蒿、鳖甲、地骨皮治骨蒸

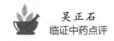

潮热。

用于消渴病,配天花粉、五味子、山药、葛根、黄芪、鸡内金成玉液汤。

[常用量]　　5～12g。

[扩展资料]　含皂苷、黄酮苷,少量使呼吸兴奋性降低,过量可麻痹呼吸中枢,使血压下降。

3.芦　　根

[来源]　　　禾本科植物芦苇的根状茎。野生或栽培。全国均产。

[别名]　　　苇茎、蒲芦根。

[性味归经]　寒,甘。入肺、胃二经。

[功效]　　　清肺胃热,生津除烦渴,止呕哕,解蟹毒,利尿。

[应用]　　　用于热病口渴,配生地黄、麦冬、玄参、五汁饮(芦根汁、荸荠汁、藕汁、麦冬汁等)。

用于肺热咳嗽。配薏苡仁、杏仁、瓜瓣成苇茎汤,治肺痈,或配冬瓜仁、鱼腥草等。

用于胃热呕吐。配竹茹、姜汁、粳米成芦根饮,治伤寒后口苦、口干、呕哕。

[常用量]　　6～30g。

[扩展资料]　含天冬酰胺、蛋白质。

能治疗胆结石,可治黄疸及急性关节炎。

4.竹　　叶

[来源]　　　禾本科植物淡竹或苦竹的嫩叶。栽培或野生。我国南方均产。

[别名]　　　淡竹叶、苦竹叶、竹叶卷心、竹卷心。

[性味归经]　寒,苦、淡、甘。入心、肺二经。

[功效]　　　清热除烦,清心利尿,止咳止渴,明目。

[应用]　　　用于热病口渴,配石膏、麦冬、人参。

用于心火炽盛、口舌生疮,配生地黄、木通、甘草成导赤散。

[常用量]　　3～10g。

[扩展资料]　淡竹叶偏于利尿,苦竹叶偏于清热。

本品能堕胎,孕妇忌服。

用于小儿惊痫,内息肝胆之风,外清温暑之热,具有安神止痉
之功。

竹叶的根就是寸冬。

5.龙 胆 草

[来源]　龙胆科植物龙胆或三花龙胆的根。野生。主产于黑龙江、辽
　　　　宁、吉林、江苏、浙江、贵州。

[别名]　胆草。

[性味归经]　寒,苦。入胆、膀胱二经。

[功效]　泻肝胆实火、下焦湿热,用于咽痛、目赤、口苦、阴痒。定惊。

[应用]　用于目赤肿痛,配栀子、黄芩、车前子、泽泻、木通、柴胡、当归、
　　　　生地黄、甘草成龙胆泻肝汤。

用于高热惊厥,配黄芩、栀子、青黛、钩藤、天麻。

用于湿毒热疮偏于下焦,女子阴痒、男子淋痛。

本品苦寒伤胃。若兼见舌尖无苔,配沙参、石斛、麦冬。

[常用量]　1～3g。

[扩展资料]　含龙胆苦苷、龙胆糖、龙胆碱。

能防腐、健胃(饭前服用)。

能降低谷丙转氨酶。

每服3g,连服3天防流脑。

苦寒伤胃,用量宜少。

6.夏 枯 草

[来源]　唇形科植物夏枯草的果穗。野生。主产于江苏、浙江、贵州,我
　　　　国南方均有。

[别名]　夏枯花、夏枯球、棒槌草、枯草穗、九重楼。

[性味归经]　寒,辛、苦。入肝、胆二经。

[功效]　清肝火,散郁结。

[应用]　用于肝火上升之眼热眼痛、头痛头晕,配生地黄、甘草、白芍。

用于瘰疬,配连翘、浙贝母、甘草、金银花、天花粉、牡蛎、玄参。

用于疮痈肿毒,配白芷、款冬花、连翘、半枝莲、菊花、紫花地丁。

用于乳痈,逍遥散加夏枯草。

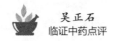

可治高血压。

用于乳癖、乳腺小叶增生,配橘核、海藻、昆布、瓜蒌、路路通(枫香树果)、王不留行。

[常用量]　　5～15g。

[扩展资料]　含熊果酸、脂肪油。

治淋巴结核方:夏枯草、浙贝母、野菊花、全虫、猫爪草、玄参、生地黄、僵蚕、连翘、紫背天葵、牡蛎、蒲公英、蜂糖半斤蜜丸,或拌和,一日三次,一次 10g。

7.决　明　子

[来源]　　　豆科植物决明的种子,种子呈类三角形,一面平整呈马蹄形。我国南方地区均产。

[别名]　　　草决明、马蹄决明、假绿豆。

[性味归经]　平,咸、甘、苦。入肝、肾二经。

[功效]　　　清肝益肾,祛风明目,润肠通便,降压。

[应用]　　　配柴胡、黄连、竹叶、防风、升麻、细辛、菊花成决明子汤,治肝实热,目翳生赤肉。

配地肤子成普济方,治青盲、雀盲。

对慢性便秘、急性结膜炎、目赤肿、头痛、高血压有效。

[常用量]　　3～10g。

[扩展资料]　炒后可作饮料。

含大黄酸、大黄素、大黄酚、维生素 A。

眼科退翳可用。

8.青　箱　子

[来源]　　　苋科植物青箱的种子。多野生。我国各地区广泛分布,日本、朝鲜、印度、俄罗斯、缅甸、越南、泰国、马来西亚、菲律宾及非洲热带地区也有分布。

[别名]　　　野鸡冠花子、狼尾巴颗种子、土鸡冠子。

[性味归经]　微寒,苦。入肝经。

[功效]　　　祛风热,清肝火,明目退翳,扩瞳。

[应用]　　　配枳实、枳壳、大黄、菊花、甘草、决明子、黄连、细辛、茺蔚子、麻

黄、车前子、羚羊角成青箱子散,治肝经热毒、目翳等眼病。可降血压。

[常用量]　5～15g。

[扩展资料]　煎剂滴鼻止衄。

9.木　贼

[来源]　木贼科植物木贼的茎。多野生。主产于华北、东北、长江流域各省及内蒙古。

[别名]　节股草、锉草、节节草。

[性味归经]　平,甘、微苦。入肺、肝、胆三经。

[功效]　疏风,解肌,止血,退翳,利尿,止崩漏。

[应用]　配苍术治目昏多泪。

有降压作用。

[常用量]　5～12g。

[扩展资料]　含硅酸及木贼酸。

伪品为问荆(小,细,丛生)。

10.谷　精　草

[来源]　谷精科谷精的花序。主产于广东、广西、安徽、江苏、湖南、浙江、江西等地。

[别名]　珍珠草、谷精珠。

[性味归经]　平,辛、甘。入肝、胃二经。

[功效]　祛风,明目退翳。治头痛、齿痛、喉痹。

[应用]　用于充血性头痛、感冒头痛,治以定惊镇痛。

配猪腿、绿豆衣、蝉蜕成谷精散,治目生翳。

[常用量]　5～30g。

[扩展资料]　对绿脓杆菌有抗菌作用。

11.密　蒙　花

[来源]　马钱科植物密蒙树的花蕾。主产于贵州、云南、四川、广西、广东、湖北、甘肃、河南、陕西等省。

[别名]　蒙花、冬蒙花。

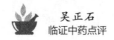
[性味归经] 平、微寒,甘。入肝经。

[功效] 清肝热,明目退翳,降压。

[应用] 配羌活、蒺藜、木贼、石决明、菊花成密蒙花散,治目赤肿、羞明及翳膜。

[常用量] 3～12 g。

[扩展资料] 含醉鱼草葡糖苷。

有降压作用。

12.夜　明　砂

[来源] 蝙蝠科动物蝙蝠的粪便。我国各地均有。

[别名] 天鼠屎、蝙蝠粪、伏翼屎。

[性味归经] 寒,辛。入肝经。

[功效] 散血,清热明目,消疳。治外伤性眼病、视神经萎缩、夜盲,退翳。

[应用] 配石决明、猪肝成决明夜灵散,治肝风内动、夜盲。

[常用量] 3～12 g(包煎)。

[扩展资料] 含维生素 A、维生素 D。

（二）清热解毒药

用于痢疾、腹泻、黄疸、热病、白带、痔疮、皮肤肿痛、湿疹。清热解毒药对感染、毒性反应、化脓性感染、疖肿、肺痈、肠痈、热性病有效。

1.黄　连

[来源] 毛茛科植物黄连的根状茎。栽培。主产于四川、湖北、贵州。

[别名] 川连、炒黄连、云连、鸡爪连、雅连、古勇连。

[性味归经] 寒,苦。入心、肝、胆、胃、大肠五经。

[功效] 泻火燥湿,解毒,解巴豆毒、轻粉毒。

[应用] 用于清热燥湿:治热痢、腹泻,配木香成香连丸,加生姜成香黄散治热痢;配黄芩、茜根、甘草成茜根芩连汤,治痢疾发热;配白头翁、黄柏、秦皮成白头翁汤治痢疾下血,也可配白芍治之;对寒痢加温脾药物。

用于清心止吐：胃热呕吐配紫苏叶、竹茹，肝胃不合加吴茱萸成左金丸。

用于高热神昏不眠：配黄芩、栀子、黄柏成黄连解毒汤；配朱砂、生地黄、当归、甘草成安神丸；配白芍、阿胶、鸡子黄成黄连阿胶汤治心烦不眠。

用于泻火解毒：治痈肿疔毒配黄柏、大黄、栀子；治丹毒、舌口疮配朴硝、薄荷；烧伤用三黄散加冰片；出血妄利配大黄、黄连、黄芩成泻心汤。

治温病的三大法宝牛黄清心丸、安宫牛黄丸、至宝丹，以及清瘟败毒饮、普济消毒饮、芩连解毒汤中均有黄连，可见黄连清热解毒之功。

[常用量]　　3～15 g。

[扩展资料]　清火生用，胃热用姜汁拌，气分湿热、肝胃气逆用吴茱萸水炒。

含小檗碱、黄连碱、甲基黄连碱。

苦燥易伤阴，必须配甘寒药物或生津药，如麦冬、石膏、牡丹皮、石斛、生地黄等。

2. 黄　芩

[来源]　　唇形科植物黄芩的根。野生。主产于河北、内蒙古、山西、山东、陕西、贵州。

[别名]　　淡黄芩、子芩、条芩、枯芩、冬芩、青芩、酒芩、腐肠。

[性味归经]　寒，苦。入心、肺、肝、胆、大肠五经。

[功效]　　清热燥湿，泻火，安胎。

[应用]　　用于清热燥湿。治热病烦躁、肺热咳嗽配桑白皮、杏仁、浙贝母、桔梗、生地黄、甘草成泻金清肺饮。清血分热加减芩芍汤；清气分热少阴证用柴胡、半夏、甘草成小柴胡汤治寒热往来；泻火通便用凉膈散；治湿热黄疸、痢疾、热病，配茵陈、栀子，治热痢用黄芩汤，治痢疾配白芍；治痢疾用葛根芩连汤。

用于血热妄利。月经过多用阿胶、槐花。血衄用泻心汤。

用于胎动不安，八珍汤加黄芩。

用于动脉硬化、高血压之肝阳上亢，配菊花、夏枯草、蒺藜。

[常用量]　　5～15 g。

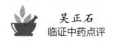

[扩展资料]　含黄芩苷、黄芩素、鞣酸。

3. 黄　　柏

[来源]　芸香科植物黄皮树或黄檗的树枝。野生。主产于四川、云南、贵州、辽宁、吉林。

[别名]　黄檗、川黄柏、盐黄柏。

[性味归经]　寒,苦。入肾、膀胱二经。

[功效]　泻相火,清下焦湿热。

[应用]　用于清热燥湿。湿热黄疸配栀子、甘草成栀子柏皮汤加茵陈;小便黄赤、白带配车前子、白果、芡实;痢疾、泻痢配白头翁、黄柏、黄连、秦皮成白头翁汤治热痢;湿热下注、关节肿痛配苍术成二妙丸;阴虚发热、盗汗配知母、龟板、熟地黄成大补阴丸。

用于泻火解毒。滋阴泻火用知柏八味丸;湿热毒疮配黄连、荆芥、生地黄;湿疮用二妙丸加薄荷、杏仁、紫苏叶、红丹、轻粉、青黛,芝麻油调敷。

[常用量]　5~15 g。

[扩展资料]　配樗根皮、白芍、高良姜治赤白带下。
含小檗碱、黄柏酮、黄柏肉脂。

4. 栀　　子

[来源]　茜草科植物栀子的果实。栽培或野生。主产于浙江、江西、湖南、福建。

[别名]　红栀子、枝子、焦山栀。

[性味归经]　寒,苦。入心、肺、三焦三经。

[功效]　清热泻火,凉血解毒,利小便止血。

[应用]　用于热病烦躁,常配豆豉成栀子豆豉汤。配厚朴成栀子厚朴汤,治心烦不眠。

用于黄疸小便不利。配茵陈、大黄成茵陈蒿汤治之;也可配滑石、车前子、瞿麦、萹蓄、木通、大黄、甘草成八正散治之。

配黄柏、甘草成栀子柏皮汤,治太阳病症见身目发黄、发热、口苦者。

用于吐血、鼻衄,配侧柏叶。

用于热疮、风火赤眼,配牡丹皮。

[常用量]　　3～12g。

[扩展资料]　有扩张胆管作用。

中上焦病连壳用,下焦病去壳用,表证用壳,止血炒用,泻火生用。生用外敷可治挫伤。

有一种水栀别称马牙栀、健栀、黄栀子,外用不内服,可染色。

含栀子苷、鞣质、果胶。

5.连　　翘

[来源]　　　木犀科植物连翘的果实。栽培或野生。主产于山西、河南、陕西。

[别名]　　　青连翘、连壳。

[性味归经]　微寒,苦。入心、胆、三焦、大肠四经。

[功效]　　　清热解毒消肿,散结排脓,消痈。

[应用]　　　用于风热感冒,清上焦之热,如银翘散、桑菊饮(桑叶、菊花、杏仁、薄荷、桔梗、甘草、芦根)。

用于痈疖、瘰疬。配栀子、桔梗、当归、赤芍,治诸疮。配贝母、牡蛎、白芷、甘草、金银花治瘰疬。

[常用量]　　3～12g。

[扩展资料]　含连翘苷、连翘酚、维生素P、皂苷。

有利尿、镇呕、通经之效,外用治癣。

有强心作用,可增强毛细血管的抵抗力,对过敏性紫癜和泌尿系统感染有效。

6.大　青　叶

[来源]　　　十字花科植物菘蓝或爵床科植物马蓝的叶。栽培或野生。菘蓝产于江苏、安徽、河北。马蓝产于四川、云南、贵州、广西、广东。它们的根即板蓝根。其叶的加工品纯粉末为青黛。

[别名]　　　大靛叶、兰靛、板蓝根叶。

[性味归经]　大寒,苦、咸。入胃、心二经。

[功效]　　　清热解毒,凉血,清心,消斑。

[应用]　　　用于热病发斑,配生地黄、玄参、石膏、知母;配银翘散去豆豉加

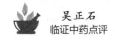

大青叶。

用于咽喉肿痛,配玄参、黄芩、山豆根、甘草。

对丹毒有效。

用于口疮、热盛疮肿,可治流行性感冒和乙脑。

[常用量]　5～15 g。

[扩展资料]　配黄芩、黄连、牛蒡子、玄参、桔梗、升麻、柴胡、连翘、马勃、僵蚕、薄荷、陈皮、甘草、板蓝根成消毒饮,治疫疠时毒。外用治腮腺炎。

黄柏、板蓝根、大青叶、石膏、黄芩、栀子、甘草、牡丹皮、生地黄、玄明粉、黄连治乙脑。

治急性肝炎、扁桃体炎,配苦胆、海金沙、大青叶。

7. 白 头 翁

[来源]　毛茛科植物白头翁的根。野生。主产于内蒙古、辽宁、河北、贵州,近年有用蔷薇科植物委陵菜的根,也有用翻白叶来代替的。

[别名]　老和尚头、老冠花。

[性味归经]　寒,苦。入胃、大肠二经。

[功效]　清热,凉血,解毒。

[应用]　配黄连、黄柏、秦皮成白头翁汤,治热痢下血。

用于妊娠痢疾,白头翁加当归、黄芩。

用于产后虚痢,加阿胶、当归、生甘草。

[常用量]　5～15 g。

[扩展资料]　含皂苷、固醇类皂苷元与葡萄糖,能抑制阿米巴原虫的生长。

8. 委 陵 菜

[来源]　蔷薇科植物委陵菜的干燥全草。分布于我国东部、中部、西南地区及台湾省。

[别名]　天青地白、翻白叶、翻白草、锦鸡草、叶下白、棉花草(福建称谓)、小火草(四川称谓)。

[性味归经]　凉,甘。入肝、小肠二经。

[功效]　解表,清热,明目,利尿。治咳嗽、带下、小便热闭。

[常用量]　5～15 g。

[扩展资料]　现代研究显示其有降糖作用。

对痤疮有效。

9.蒲　公　英

[来源]　菊科植物蒲公英的全草。野生。主产于河北、山东、河南。

[别名]　黄花地丁、黄花草、奶奶草、婆婆草。

[性味归经]　微寒、平,甘、苦。入脾、胃二经。

[功效]　清热解毒,散结,消肿。

[应用]　用于乳痈早期,配青皮、穿山甲、连翘、金银花、天花粉。外用土
大黄加蒲公英捣敷。

用于肠痈气滞血瘀热毒型阑尾炎,用阑尾清化汤,即配金银花、
大黄、牡丹、川楝子、赤芍、桃仁、甘草。

用于降低转氨酶,配茵陈、土茯苓、半枝莲、白茅根。

用于清肺热、解毒,对外感咽痛者配板蓝根。

用于胃炎、溃疡病早期,治以清热解毒,止血、止痛、止呕。

能治风火赤眼,清肝脾二经之热,如急性结膜炎。

[常用量]　5～15 g。

[扩展资料]　含甘露醇、天冬素、皂苷、叶酸、苦味质。

有疏通乳腺管作用。

其叶可通乳。

脾胃虚弱者服用容易腹泻。

10.山　豆　根

[来源]　豆科植物广豆根的根。野生。主产于广西、贵州。

[别名]　广豆根、蝙蝠葛根、北山豆根。

[性味归经]　寒,苦。有毒。入心、肺、大肠三经。

[功效]　清热解毒,消肿止痛,杀虫。能解蛇毒及蜘蛛毒,脾胃虚者不
用,太苦,碍脾胃。

[应用]　用于实热咽痛,配射干、玄参、桔梗、板蓝根;配桔梗成杨清夏外
科方治喉风急证,牙关紧闭,水谷不下。

用于清热治咳,有清降痰火的功效,配前胡、黄芩、桔梗、枇杷
叶、甘草。

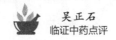

［常用量］　3～10 g。

［扩展资料］　含生物碱,对肺癌、喉癌有效,配白花蛇舌草、鱼腥草。

该药是清热、利咽、止咳、治胃炎的要药。

对肾脏、肝脏有毒,已少用。

11.射　　干

［来源］　鸢尾科植物射干的根状茎。野生。主产于湖北、河南、贵州。

［别名］　黄花射干、柴蝴蝶、蝴蝶花根(汉口产为佳)。

［性味归经］　寒,苦。微毒。入肺、肝二经。

［功效］　清热解毒,散瘀祛痰。治疟疾、咽痛。

［应用］　用于咽喉肿痛,配黄芩、桔梗、甘草;配薄荷、桔梗、牛蒡子、甘草
治风热郁结、咽痛。

用于肺热咳嗽,配麻黄、紫菀、生姜、五味子、细辛、款冬花、半
夏、大枣成射干麻黄汤,治逆咳上气、风寒咳喘。

水煎治水田性皮炎。

配苏子、半夏、前胡治咽下痰阻、壅塞。

［常用量］　3～12 g。

［扩展资料］　含射干苷、鸢尾苷能中和组胺,能消肿。

对扁桃体炎有效。

12.秦　　皮

［来源］　木犀科植物苦枥白蜡树或小叶白蜡树的皮。主产于四川、河
南、河北、山西、内蒙古、吉林、辽宁等地。

［别名］　梣皮。

［性味归经］　微寒,苦、涩。入肝、胆二经。

［功效］　清热收涩,清肝明目,定惊,祛风湿。

［应用］　配滑石、黄连成秦皮散治眼病。

配白头翁、黄连、黄柏成白头翁汤治热痢。

配竹叶、黄连治眼病。

能减少大便次数,退热。也可治崩漏。

［常用量］　3～12 g。

［扩展资料］　含秦皮乙素、秦皮苷、二羟基香豆素,能使尿酸通过尿液快速排

出,又对风湿病有效。

13. 苦　参

[来源]　豆科植物苦参的根。多野生。全国各地均有分布。

[别名]　苦槐子根、山槐根。

[性味归经]　寒,苦。入心、脾、肾三经。

[功效]　清热,燥湿,利尿,祛风,杀虫。

[应用]　用于湿热黄疸,谷疸丸配龙胆草、猪胆、麦苗。

用于滴虫,配蛇床子、枯矾、花椒。

用于皮肤止痒,配百部、川楝、雄黄、硼砂,治阴痒。

用于疮疖。

祖传有苦参丸治大麻风(收录于明代沈问之《解围元薮》)。

[常用量]　3～15 g。

[扩展资料]　含司巴丁和苦参碱,对阿米巴痢有效。

配生地黄成苦参地黄丸,治肠风粪石有血。

配当归、贝母研末成当归贝母苦参丸,治妊娠小便难。

配木香、山药、甘草成香生丸治痢。

14. 鸦　胆　子

[来源]　苦木科植物鸦胆子树的种子。主产于广东、广西。

[别名]　鸭旦子、苦参子、老鸭胆。

[性味归经]　寒,苦。有毒。入大肠经。

[功效]　清热,燥湿,杀虫。

[应用]　配槟榔、当归、白芍、黄连治痢疾。

配槐角、生地黄治痔疮。

治疟疾可用鸦胆子 1 粒饭后吞服,连服 3 天。

治痢疾可用该药口服,一日三次,一次五粒,连用 7 天;或用该药 20 粒加 1% 碳酸钠 200 ml 灌肠;或用去油旦子粉 0.04 g,碱式硝酸铋 0.1 g,莨菪子酊 0.1 ml,白陶土 0.25 g,制成 0.4 g/片,一日三次,一次一片,连用 5 天。

对阿米巴痢疾有效。

外用治赘疣,但易引起组织水肿。

[扩展资料]　对阿米巴痢疾有效,对绦虫、蛲虫也有效,对间歇疟有效。

作用于内痔充血、出血。

现多外用。

15.马 齿 苋

[来源]　马齿苋植物马齿苋的全草。全国各地均有分布。

[别名]　酱瓣草、安乐草。

[性味归经]　寒,酸。入心、肺、脾三经。

[功效]　清热解毒,散血杀虫。

[应用]　可治痢,治淋,驱虫,治水田性皮炎(与旱莲草外用)。

对菌痢有效,对阿米巴痢疾无效。

配木香、丹参成马齿苋散,敷治甲疽。

[常用量]　3～15 g。

[扩展资料]　含维生素 A、维生素 B、维生素 C。

16.紫 花 地 丁

[来源]　堇菜科植物紫花地丁的全草。我国广泛分布。

[别名]　紫花地丁草、犁头草、铧口草、堇堇菜、半布袋、平角子、独行虎、

箭头草、地核桃。

[性味归经]　寒,苦。入心、肝二经。

[功效]　清热解毒,消炎。

[应用]　用于疔疮痈肿,病变在头面部、背部者可用五味消毒饮(紫花地

丁、蒲公英、野菊花、紫背天葵、金银花)。

[常用量]　5～15 g。

[扩展资料]　对结核菌和真菌在体外有效。

17.白 鲜 皮

[来源]　芸香科植物白鲜的根皮。主产于贵州、四川、甘肃、新疆、河南、

陕西、辽宁、吉林、内蒙古等地。

[性味归经]　寒,苦。入胃、脾、膀胱、小肠四经。

[功效]　清虚热,祛风湿,利水道,通关节。

[应用]　对风疹癣痒、湿疮有效,如二白消风汤。

配茵陈成白鲜皮汤治黄疸。

[常用量] 3～12 g。

[扩展资料] 含白鲜皮碱、白鲜皮内脂、皂苷。

在四川、湖南有用扬鹊花(锦鸡儿)根代之,表面有皮孔。

有明显羊膻味,外观白骨色,质清坚硬。

18.土 茯 苓

[来源] 百合科植物土茯苓或拔葜的块根。主产于云南、四川、贵州、广西等地。

[别名] 冷饭团、仙遗根、金刚藤、铜罗汉。

[性味归经] 平、微寒,甘、淡。入肝、胃二经。

[功效] 祛湿热,利筋骨。能解汞、银珠毒,对先天性梅毒有效。

[应用] 服用时忌茶。对黄疸、风疹有效。

配薏苡仁、金银花、防风、木瓜、木通、白鲜皮、皂角,气虚加人参,血虚加当归,成搜风解毒汤。

[常用量] 3～12 g。

[扩展资料] 含皂苷、大量淀粉。

利尿解毒。

19.鱼 腥 草

[来源] 三白草科植物蕺菜的全草。主产于云南、四川、贵州、广西、广东、江苏、浙江、安徽、江西等地。

[别名] 蕺尔根、肺形草、蕺菜。

[性味归经] 平,辛。入肺经。

[功效] 清热解毒,消肿止咳,消肿退痈,利尿。

[应用] 用鱼腥草捣汁冲芥菜汁治肺痨。

可治肺炎、肺癌。

用卷柏(若无,可用翠云草、摩来卷柏)、桔梗、合欢皮合用治肺痨。

也可配冬葵子、土茯苓、天冬治肺癌。

[常用量] 5～15 g。

[扩展资料] 含挥发油、蕺菜碱。

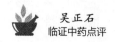
对尿道炎、梅毒、子宫炎有效,有排脓作用,对肺痈有效。

20. 败　酱　草

[来源]　败酱草科败酱的干燥全草。我国除西北地区外均有分布。

[性味归经]　微寒,辛、苦。入肝、胃、大肠三经。

[功效]　清热解毒,排脓消痈。

[应用]　配薏苡仁、冬瓜仁、牡丹皮、金银花、连翘、紫花地丁、玄胡、杏仁、秦皮成薏苡附败酱散治肠痈。

　　　　配牡丹皮、红藤,治阑尾炎。

　　　　也可治黄疸肝炎。

[常用量]　5～15 g。

[扩展资料]　有镇静作用。

21. 马　　勃

[来源]　马勃科马勃菌的子实体。多野生。全国各地广泛分布。

[别名]　马疕、牛屎菰。

[性味归经]　平,辛。入肺经。

[功效]　清肺,利咽,解热,止血。

[应用]　对肺热咽痛,用马勃汤(山豆根、玄参、甘草)。

　　　　外敷止血,不能吸收。

　　　　可用于止咳。

[常用量]　3～12 g。

[扩展资料]　对化脓性感染、口腔炎、支气管炎、扁桃体炎有效。

　　　　外用止血。

(三)清热凉血药

专治热性病,如热入营血,血热妄行、吐血、鼻衄,温邪入营,早凉夜热,舌绛神昏,阴虚发热、潮热,等等。

1. 犀　　角

[来源]　犀科动物印度犀、爪哇犀、苏门犀的角。主产于泰国、印度、尼

泊尔、缅甸、印度尼西亚。

[鉴别] 　大小不一,大者一尺许,有"天沟",前面纵沟,天沟相对底部有"地岗",底部有"沙底",沙底中央有"窝子"或凹。底部周围有"马牙边",边上有"岗毛"。可纵劈、顺丝,无续丝,镑片有灰白色黄麻花点或短绒纹,粉末烧之有清香糯米气味。

[别名] 　香犀角、犀角尖、犀角片、乌犀角。

[性味归经] 　寒,苦、咸。入心、肝、肾三经。

[功效] 　清热凉血,解毒定惊。

[应用] 　用于热病谵语、神昏,清心热,治疗实热证,配生地黄、玄参、竹叶、金银花、连翘、黄连、丹参、麦冬成清营汤。高热惊厥用紫雪丹、安宫牛黄丸。

　　用于热病发斑,配石膏、知母、甘草、粳米、玄参成化斑汤。

　　用于吐血、鼻衄、便血。热迫血溢配生地黄、牡丹皮、赤芍成犀角地黄汤。

[扩展资料] 　兜角又名广角,是犀角的中下品,丝细不乱,但撕不到头,韧不易劈开。

　　白边角是犀角的中佳品,剖开中有血筋,治乙脑更好。

　　内服有强心和减少白细胞的作用,对小儿惊热有效。

　　含角质、碳酸钙、磷酸钙,水解物有酪氨酸、硫化乳酸、胱氨酸。

　　可用玳瑁和水牛角代替,镇静用玳瑁,降温用水牛角。

　　因犀牛为保护珍稀动物,犀角现已少用或不用,常用水牛角(15~60 g)代之。

2. 生 地 黄

[来源] 　玄参科植物地黄的块根。栽培。以怀庆产者为佳品,主产于陕西、浙江、江苏。

[别名] 　鲜生地黄、大生地、小生地、干生地。

[性味归经] 　寒,苦、甘。入心、肝、肾三经。

[功效] 　鲜生地黄清热凉血、止血,治斑疹、咽痛、血热津枯。

　　干生地黄滋阴养血,治血虚发热、血崩、胎动不安。

[应用] 　用于治疗肝肾阴亏、消渴、阴虚咳嗽、气喘等症。其中鲜生地黄主治高热烦渴、咽喉肿痛、吐血、衄血、尿血、便血等症;干生地则

主要取其滋阴养血之功效以治血虚发热、血崩、胎动不安诸症。

配犀角、赤芍、牡丹皮成犀角地黄汤,治伤寒及温病、出血。

配玄参、麦冬成增液汤,治阴分伤津所致津亏诸证。

配当归、黄连、川芎、白芍成生地黄连汤,治妇人血崩发热、脉微无汗。

配当归、川芎、白芍成四物汤,治血虚、月经不调。

配生柏叶、生艾叶、生荷叶成四生汤,治出血。

配人参、茯苓、蜜成琼玉膏,治干咳、虚劳。

治白喉配黄芩、连翘、麦冬、玄参等。

治喉痈配玄参、麦冬、金果榄、甘草等。

治吐血、衄血配白茅根、小蓟、仙鹤草等凉血止血药以增效。

治肾虚症见头晕耳鸣、腰膝酸软、遗精等症,则以该药配熟地黄、山药、山萸肉、茯苓、泽泻、牡丹皮等成六味地黄丸治之。

治阴虚阳亢所致头痛头晕,配白芍、生石决明、夏枯草、代赭石、牛膝、桑寄生、杜仲、菊花以治之。

治心绞痛用该药配玄参、川芎、黄芩、苦丁茶、红花、郁金等药成清心汤,以活血止痛。

治蚕豆病与当归、白芍、藕节、大枣、松针等同用。

治慢性荨麻疹配何首乌、当归、白芍、玉竹、牡丹皮、炒荆芥、红枣等。

治红斑狼疮配玄参、麦冬、牡丹皮、黄柏、白芍、女贞子、墨旱莲、茯苓、仙茅、仙灵脾等。

治过敏性紫癜配水牛角、玄参、牡丹皮、丹参、金银花、连翘、大青叶、阿胶等。

[常用量] 生地黄 6～15 g,鲜品 30～60 g。

[扩展资料] 含地黄素、甘露醇、葡萄糖、铁、维生素 A。

有强心、升压、利尿、降血糖作用。

3. 玄　　参

[来源] 玄参科植物玄参的根。栽培。主产于浙江、四川、湖北。

[别名] 黑参、元参、乌元参、黑玄参。

[性味归经] 微寒,苦、咸。入肺、肾二经。

[功效]　清热解毒，养阴，润肠，消肿散结，止渴除烦，治瘰疬、发斑等。

[应用]　配升麻、甘草成玄参升麻汤，治发斑咽痛。

配麦冬、生地黄成增液汤，治温病，无上焦热，但大便数日不下、阴虚者。

配栀子、黄芩、荆芥、桔梗、生地黄、甘草、茜根成玄参解毒汤，治咽喉肿痛。

配生地黄、麦冬、黄连成清营汤，治热入血分。

配鲜生地黄、黄芩、连翘、玄参治白喉。

配大青叶治发斑。

配荆芥、牛蒡子、桔梗、甘草治咽痛。

配牡蛎、贝母成消瘰丸，治瘰疬。

[常用量]　3～12 g。

[扩展资料]　可降血糖、降压，尤对肾性高血压效果佳。

含生物碱、植物固醇、脂肪酸。

小剂量有强心作用，大剂量使心脏出现中毒现象。

脾胃虚弱者少用。

4.牡　丹　皮

[来源]　毛茛科植物牡丹的根皮。栽培。主产于安徽、四川、陕西、湖北、山东、河南、甘肃。

[别名]　丹皮、粉丹皮。

[性味归经]　微寒，辛、苦。入心、肝、肾三经。

[功效]　清血热，散瘀。牡丹皮治无汗之骨蒸，地骨皮治有汗之骨蒸。

[应用]　用于出血发斑。治热入血分，配生地黄、玄参、赤芍。

用于阴虚潮热，用青蒿鳖甲汤（青蒿、鳖甲、生地黄、知母、牡丹皮）。专退无汗之骨蒸，热病后期，夜热早凉。

用于经闭、跌打损伤，治经闭加酒、当归、牛膝、莪术，治跌打损伤用穿山甲、桃仁、红花、苏木、土鳖虫。

对肠痈，尤其对阑尾炎疗效佳，配大黄、芒硝、桃仁、冬瓜仁成大黄牡丹汤，治尚未化脓。

[常用量]　3～12 g。

[扩展资料]　含芍药酚、牡丹酚原苷，有抗过敏作用，使子宫内膜充血可

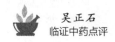

通经。

对高血压、头痛、腰痛、关节痛、出血有效。

5. 青　蒿

[来源]　菊科植物青蒿的茎叶。野生。全国各地均有分布。

[别名]　草蒿、香蒿、青蒿梗、廪蒿。

[性味归经]　寒,苦。入肝、肾二经。

[功效]　清热解暑,凉血,退虚热,散血分伏热。治骨蒸劳热、盗汗、疟疾、恶疮。

[应用]　配扁豆、荷叶、香薷成香薷饮,治暑天感冒、无汗。

配鳖甲、地骨皮、胡黄连、秦艽、知母、甘草成清骨散,去伏邪伏热,治骨蒸潮热。

配鳖甲、知母等成青蒿鳖甲汤,可治疟疾。

配鳖甲、生地黄、麦冬、五味子治阴虚盗汗、骨蒸。

[常用量]　3～15g。

[扩展资料]　对原因不明的低热有效,还可用于间歇热、黄疸、神经性热病。

含维生素 A、生物碱,外用对皮肤瘙痒有效。

能抑制疟原虫。

对班氏丝虫有效,用青蒿 30g、黄荆叶 30g、威灵仙 15g,水煎服,一日二次。

6. 紫　草

[来源]　紫草科植物紫草或新疆紫草的根。全国大部分地区有分布。

[别名]　紫根。

[性味归经]　寒,甘、咸。入肝、心包二经。

[功效]　凉血活血,解毒滑肠,预防麻疹,透疹,用于热毒斑疹。

[应用]　配人参、当归、赤白芍、白术、川芎、甘草、茯苓、木通成紫草消斑汤,治湿疹气血不足,不能透发者、色不红者。

紫草膏用大青叶、黄连、连翘、牛蒡子、茜根、红花,治烧伤。

配瓜蒌仁治痈肿、便闭。

配木香、白芍、甘草,可预防麻疹。

外用可治湿疮、水疱、刀火伤。

［常用量］　3～6 g。

［扩展资料］　含紫草红、乙酰紫草素,近似维生素 K。

　　　　　　对绒毛膜上皮癌有一定控制作用。

　　　　　　浸出液滴鼻可预防麻疹。

　　　　　　肠胃虚弱不用。多外用。

7.地 骨 皮

［来源］　　茄科植物枸杞的根皮。全国大部分地区有产。

［别名］　　枸杞根皮。

［性味归经］　寒,甘、淡。入脾、肝、肾、三焦四经。

［功效］　　清热凉血,滋阴育阳。治骨蒸潮热、肺热咳嗽、糖尿病。

［应用］　　泻白散治肺热咳嗽。

　　　　　　配生地黄、龟板、白芍,治阴虚内热;配青蒿、知母、栀子,治无汗
　　　　　　骨蒸。

［常用量］　3～12 g。

［扩展资料］　含生物碱、皂苷,有降血糖、镇静、降压作用。

8.白 薇

［来源］　　萝摩科植物白薇的根。全国大部分地区有分布。

［别名］　　白前(江苏靖江称谓)、白马薇(江苏称谓)、婆婆针线包(贵州
　　　　　　称谓)。

［性味归经］　寒,苦、咸。入胃经。

［功效］　　清血热。治阴虚发热、风温灼热、产虚吐逆、久咳。

［应用］　　对尿道刺痛,热淋,肾炎初、中期有效。

　　　　　　配当归、人参、甘草成白薇汤,治妇人血厥。

　　　　　　该药为清热利尿药。

［常用量］　3～12 g。

［扩展资料］　有地方易与白前混。

　　　　　　治疗更年期综合征之夜间虚热盗汗有效。

9.胡 黄 连

［来源］　　玄参科植物胡黄连的茎。主产于印度,我国云南、四川、西藏等

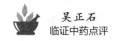

地亦有分布。

[别名]　　胡连。

[性味归经]　寒,苦。入脾、心、肝、胆四经。

[功效]　　清湿热,消疳,治泻痢、丹毒,为止泻剂,能杀虫、解毒。

[应用]　　能清下焦湿热,对皮肤湿热有效。

配五灵脂加猪胆成小儿疳热方,治小儿疳热、腹胀、潮热。

[常用量]　5～12g。

[扩展资料]　对皮肤真菌有抑制作用。

10.银　柴　胡

[来源]　　石竹科植物灯心蚤缀的根。产于我国北方,以银川为优。

[别名]　　白根子。

[性味归经]　微寒,甘。入胃、肝、胆、肾四经。

[功效]　　清热凉血。治骨蒸潮热、瘰疬、小儿疳热。

[应用]　　配胡黄连、秦艽、鳖甲、地骨皮、青蒿、知母、甘草成清骨散,治骨
蒸潮热。

[常用量]　5～15g。

[扩展资料]　仅退热无补益作用。

（四）利尿渗湿药

凡能通利小便、渗利水湿的药物叫利尿渗湿药。

湿与水形式虽殊,本则一样,聚积者为水,肿在腰以下,表现形式为痰饮、淋
证、浊证、黄疸、泄泻、带下、湿疹。

利尿渗湿药易伤阴液,对久虚体弱、津液不足者,必须慎用。

1.茯　苓

[来源]　　多孔菌科卧孔属植物茯苓。多寄生于赤松或马尾松的根部。
主产于云南、贵州。

[别名]　　白茯苓、赤茯苓、云苓、抱木茯神。

外表皮黑灰色者称茯苓皮,皮下赤色者为赤茯苓,茯苓内白色,
白色细致者为云茯苓,茯苓内带木棍者称茯神或云神。

[性味归经]　平,甘、淡。入心、脾、肺、肾四经。

[功效]　利水渗湿,健脾,安神。

[应用]　白茯苓用于脾虚湿盛、小便不利、食少脘闷、痰饮咳嗽、心悸失眠。赤茯苓用于湿热泄泻、小便不利。茯苓皮用于水肿、小便不利。

　　配半夏、风化硝、枳壳、姜汁成茯苓丸,治痰饮内停、两臂疼痛。

　　用于脾虚湿盛,实热用泽泻、商陆、桑白皮、防己、冬瓜皮;虚热用白术、黄芪、附片、干姜、熟地。

　　治脾虚食少脘闷配白术、党参、枳实、陈皮、生姜成茯苓饮。

　　治痰饮配桂枝、白术、甘草成苓桂术甘汤,或配陈皮、半夏、甘草成二陈汤。

　　治脾虚泄泻配党参、白术、扁豆、薏苡仁。

　　治心悸、失眠配朱砂、酸枣仁、远志。

　　治食管癌用茯苓、厚朴、紫苏、枳壳、赭石、橄榄、硼砂、橘红、清半夏、生姜、海藻、昆布、白矾。

[常用量]　6～30 g。

[扩展资料]　含茯苓酸、茯苓糖、三萜酸类,其中茯苓糖对肉瘤有抑制作用,茯苓有降低血糖、利尿作用。

2. 薏 苡 仁

[来源]　禾本科植物薏苡属植物的薏苡种仁。栽培。主产于福建、河北、辽宁、贵州。

[别名]　苡仁、沟子米、天谷、苡茹仁、水玉米、药玉米。

[性味归经]　微寒,甘、淡。入脾、肺二经。

[功效]　健脾利湿,清热排脓。

[应用]　治肺脓疡、阑尾炎、慢性肠炎、腹泻、四肢痉挛、白带过多、胃癌、子宫癌、绒毛上皮癌。

　　治阑尾炎用薏苡仁、败酱草、制附子。

　　治水肿配赤小豆、冬瓜皮、黄芪、茯苓皮;或配茯苓、防己、大腹皮、葶苈子;湿热证配苍术、黄柏;寒湿配吴茱萸、木瓜、槟榔。

　　用于湿痹拘挛配防己、秦艽、独活、威灵仙、伸筋草。

　　用于脾虚泄泻配茯苓、白术、党参。

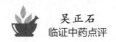

治肺痈配芦根、鱼腥草、冬瓜仁、桃仁(千金苇茎汤);治肠痈用大黄牡丹汤加牡丹皮、冬瓜仁、红藤、败酱草。

治绒毛上皮癌用薏苡仁、鱼腥草、赤小豆、败酱草、黄芪、茜草、冬瓜仁、当归、党参、阿胶、甘草,腹中有块加蒲黄、五灵脂,出血加贯众炭,胸痛加郁金、陈皮,咯血重加白及。

配当归、川芎、羌活、独活、防风、白术成薏苡仁散,治风湿痹痛。

配白术、山药治大便稀溏。

配赤苓、泽泻、木瓜等治水肿。

配苇茎、桃仁、瓜瓣成千金苇茎汤治肺痈。

配附子、败酱草成薏仁附子败酱散,治肠痈。

[常用量] 3~15 g。

[扩展资料] 外用对传染性软疣有效。

薏苡根清热、利尿并驱虫,能治虫积。

薏苡根、棕树根驱虫,配红枣治白带多。

治尿血可用薏苡根。

对癌细胞有抑制作用。

含有油、氨基酸、维生素 B_1。

3. 猪　　苓

[来源] 多孔菌科多孔菌属植物猪苓。野生或培育。主产于陕西、河南、山西、河北、四川、云南。

[别名] 野猪屎、野猪粪。

[性味归经] 平,甘、淡。入肾、膀胱二经。

[功效] 利尿,渗湿。

[应用] 用于小便不利、水肿,配茯苓、泽泻、薏苡仁、桑白皮、滑石、栀子、车前子。

用于热淋配栀子、滑石、木通、泽泻、茯苓。

治白带多、臭,用黄柏、山药、草薢、蛇床子。

治腹泻用猪苓、茯苓、白术、扁豆。

配泽泻、阿胶、滑石、茯苓成猪苓汤,治阳明病口渴欲饮、小便不利。

[常用量] 6~15 g。

[扩展资料]　含麦焦甾醇,有明显利尿作用。

对乙型病毒性肝炎有一定疗效。

4.泽　　泻

[来源]　泽泻科泽泻属植物泽泻块茎。产于福建者,块茎长、圆、大、紧密;产于四川者圆、小,不紧密;江西也有产。

[别名]　水泽、如意花、车苦菜、天鹅旦、天秃、一枝花。

[性味归经]　寒,甘、咸。入肾、膀胱二经。

[功效]　利尿,清热,渗湿,泻相火。

[应用]　治水肿、小便不利用泽泻、白术、车前子、茯苓皮、西瓜皮。

配茯苓、桂枝、白术、猪苓成五苓散,治口渴欲饮水,水入即吐,小便不利。

配白术成泽泻汤,治心下支饮、水泻、小便少。

配石韦、赤苓、蒲黄、琥珀治淋病。

治热淋配滑石、木通、萹蓄、瞿麦。

治遗精配黄柏、知母、熟地黄、山药。

[常用量]　6～15 g。

[扩展资料]　含生物碱。

能降血糖、降压、利尿,轻度降低胆固醇,抗脂肪肝。

5.车　前　子

[来源]　车前子科车前子属植物车前子。野生。主产于江西、河北、黑龙江、辽宁。

[别名]　车轱辘菜、牛舌草、猪耳朵草、虾蟆衣子、驴耳朵菜子、车轮菜子。

[性味归经]　寒,甘。入肝、肾、小肠三经。

[功效]　利尿清热,祛痰止咳,明目,止泻。

[应用]　治小便不利配茯苓、猪苓、泽泻、山药。

治热淋配木通、滑石、栀子。

湿热泄泻配茯苓、滑石、黄芩。

咳嗽痰多配瓜蒌仁、黄芩、桔梗、杏仁。

清热明目配菊花、蒙花。

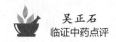

治带下配黄柏、苍术。

降压配黄芩、马兜铃。

泌尿系统感染用车前草、虎杖、马鞭草、白茅根、蒲公英、海金沙、忍冬藤、紫花地丁、十大功劳叶。

小儿菌痢用单味。

[常用量]　6～12g(包煎)。车前草常用量为6～15g。

[扩展资料]　含车前子碱、车前子醇酸、琥珀酸、腺嘌呤、胆碱、维生素 A、维生素 B。

6.木　　通

[来源]　木通科植物木通(五叶木通)或马兜铃科植物关木通的茎。野生。前者产于陕西、山东、江苏、安徽、江西、河南、湖北、湖南、广东、四川、贵州,后者产于吉林、辽宁、黑龙江、山西、陕西、甘肃。

[别名]　五叶木通别名木通、八月札、羊开口、野木瓜、预知子、八月炸;关木通别名万年藤、木通马兜铃、马木通。

[性味归经]　寒,苦。入肺、心、小肠、膀胱四经。

[功效]　清热利尿,活血通乳,清肺热、降心火,宣通心脉、通乳、排脓。

[应用]　五叶木通可治泌尿系统感染、小便不利、风湿关节痛、月经不调、血崩白带、乳汁不下,舒郁开怀,调理中气(八月札)。

关木通可治水肿、口舌生疮、尿痛。

配生地黄、甘草、竹叶成导赤散,治小便红赤。

配茯苓、泽泻、车前子、竹叶、猪苓,治湿热癃闭。

配牛膝、红花、生地黄、玄胡,治经闭。

配猪蹄治乳汁不下。

[常用量]　6～12g(川木通)。

[扩展资料]　一般木通,是木通科的木通,但关木通是马兜铃科的,有毒,江苏新海连地区用海风藤代木通。

含马兜铃酸,能抑制肿瘤细胞的生长。

极大量可造成肾衰竭,现在关木通一般禁用。

川木通(淮木通、小木通)是毛茛科铁线莲属植物小木通、绣球藤以及钝齿铁线莲。作用同上,我国西南地区均用之。

三叶木通同五叶木通、白木通均相似,仅叶为三叶。

7. 滑　　石

[来源]　　　为天然硅酸盐类矿石,硬滑石为矿物中的滑石,软滑石为高岭石。前者主产于辽宁、山西、山东、江苏、江西,后者产于陕西、江西。

[别名]　　　画石、飞滑石。

[性味归经]　寒,甘。入胃、膀胱二经。

[功效]　　　利尿,渗湿,清暑,敛疮。

[应用]　　　用于暑湿、湿温。小便短赤、湿热下注,配甘草成六一散,或配通草、竹叶、荷叶、西瓜皮。配石膏成玉泉散,治暑热烦渴、泻痢。

　　　　　　　用于热淋,配车前子、瞿麦、萹蓄、栀子、木通、大黄、甘草成八正散。

　　　　　　　用于因湿热和暑湿所致泄泻,配车前子、茯苓、黄连。

　　　　　　　用于湿疹、痱子,外用。

[常用量]　　6~15 g(包煎)。

[扩展资料]　含硅酸镁、硅酸铝、少量氧化铁、氧化镍。

　　　　　　　是利尿药和肠道保护药,可保护黏膜。

　　　　　　　外敷保护创面,吸收分泌物,促进结痂。

8. 金　钱　草

[来源]　　　目前,金钱草有下列品种:四川大金钱草(报春花科过路黄),即正品;四川小金钱草(旋花科黄胆草),即马蹄金;广东金钱草(蝶形科龙鳞草)或(豆科山蚂蝗属植物广金钱草);江西的金钱草为伞形科天胡荽属的天胡荽,即地星秀、满天星、梅花藻叶天胡荽或变种破铜钱,有的也用伞形科植物积雪草属植物积雪草;江苏和上海金钱草(唇形科植物连钱草属植物连钱草),又谓团经药,四川谓透骨消。

[别名]　　　四川大金钱草、对坐草、路边黄、遍地黄、铜钱草、一串线、寸骨七。

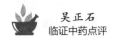

[性味归经]　平,微咸、苦、酸。入肝、胆、肾、膀胱四经。

[功效]　利尿,排石,清热解毒。

[应用]　排石必须长期和大剂量服用。

排泌尿系统结石用金钱草、车前子仁、通草、甘草、木香。

治胆结石用金钱草、满天星、茵陈蒿、丹参、柴胡、枳壳、郁金、赤白芍。

可用于黄疸、胆囊炎及解药物中毒、蛇毒。

治胆囊炎配虎杖、郁金。

治肾结石配车前草、滑石、生地黄、川续断、桑寄生、补骨脂、杜仲、丹参、香附。

治泌尿系统输尿管结石配车前子、生地黄、萹蓄、草薢、牛膝、冬葵子、王不留行、当归、丹参、滑石。

[常用量]　6～30 g。

[扩展资料]　含黄酮类、胆碱。

使小便由碱性变为酸性,使结石溶解。

治疗肝炎、胆结石以四川大金钱草为佳,但治疗泌尿系统结石以连线草、四川透骨消、团经药为佳。

9.连 线 草

[来源]　唇形科连线草属植物连线草的全草。全国均有分布。栽培和野生。

[别名]　活血丹、金钱草(上海、江苏称谓)、金钱薄荷、落地金钱、肺风草、十八缺、透骨消(四川称谓)、团经药(贵州称谓)。

[性味归经]　凉,辛、苦。入肝、胆、肾、膀胱、肺五经。

[功效]　利尿排石,清热解毒,散瘀消肿。

[应用]　对尿路结石,胃、十二指肠溃疡,肝胆结石,关节炎,月经不调,雷公藤中毒,跌打损伤,疮疡肿毒有效。

治急性肾炎用连线草、海金沙藤、地苤、马蓝。

治肾及膀胱结石,用鲜品,二月采集者为佳。

跌打损伤用鲜品捣汁调白糖服。

[常用量]　6～20 g。

10.大　腹　皮

[来源]　棕榈科植物槟榔的果皮。栽培。主产于广东、云南、台湾。
[别名]　腹皮、腹毛。
[性味归经]　微温,辛。入肾、大肠二经。
[功效]　下气,利水,治小便不利、腹部胀满。
[应用]　配姜皮、茯苓皮、桑白皮治全身水肿,加陈皮成五皮饮。
　　　　能行气宽中,多配厚朴、陈皮。
[常用量]　6～15g。
[扩展资料]　含槟榔碱。
　　　　配木瓜、紫苏子、槟榔、荆芥、台乌、菊花、紫苏叶、莱菔子、沉香、桑白皮、枳壳、生姜成大腹皮散,治肺气肿满、小便不利。

11.萆　　薢

[来源]　薯蓣科薯蓣属植物粉萆薢和绵萆薢的根块茎。野生。主产于台湾、四川、云南、浙江、福建、江西、湖北。
[别名]　粉萆薢。
[性味归经]　平,苦、淡。入肝、胃二经。
[功效]　祛风利湿,治消渴,对风湿性关节炎、腰腿痛、泌尿系感染、乳糜尿、白带、毒蛇伤有效。
[应用]　配益智仁、石菖蒲、台乌,治乳糜尿,谓萆薢分清饮,治真元不固、白浊。
[常用量]　6～15g。
[扩展资料]　含薯蓣皂苷、鼠李糖。
　　　　该药为缓和利尿剂,是合成考地松的原料。

12.茵　　陈

[来源]　菊科植物茵陈蒿和滨海蒿(北茵陈)的幼苗。野生。主产于陕西、山西、安徽、江西、云南、湖北、广西。
[别名]　绒蒿、棉茵陈、白蒿、西茵陈、猴子毛。
[性味归经]　微寒,苦、辛。入膀胱经。
[功效]　清热利湿,利胆退黄。治黄疸型肝炎、胆囊炎。

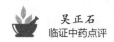

[应用]　治热重型黄疸型肝炎,用茵陈、栀子、滑石、海金沙、板蓝根。

祛黄疸,用茵陈、蒲公英、板蓝根、栀子、黄连。

治胆囊炎用茵陈、蒲公英、黄芩、栀子、大黄、枳壳、海金沙、郁金、玄明粉。

治小儿肝炎用茵陈、栀子、大黄、神曲、麦芽、山楂、谷芽、甘草。

治湿热型黄疸配茵陈五苓散。

治寒湿型黄疸配茵陈四逆汤。

[常用量]　6～15g。

[扩展资料]　含挥发油。

有降热、降压的作用,促使胆汁分泌。

对肠管蠕动有抑制作用。

13. 通　　草

[来源]　五加科通脱木属植物通脱木的茎髓。野生,栽培。主产于福建、台湾、湖北、湖南、广东、广西、四川、贵州、云南。

[别名]　通花根、大通草、白通草、方通、泡通。

[性味归经]　微寒,甘、淡。入肺、胃二经。

[功效]　清湿热、下乳(寒湿忌用),治水肿、热淋。

[应用]　配防己、茯苓皮、大腹皮,治水肿。

配木通、瞿麦、连翘、甘草,治诸泄、小便不利。

配王不留行、穿山甲通乳。

肺热咳嗽、烦渴也可用。

[常用量]　3～10g。

[扩展资料]　含肌醇(环己六醇)。

14. 合　　萌

[来源]　豆科合萌属植物田皂角、梗通草,即合萌去外皮的茎部。分布于华北、华东及我国中南、西南地区。

[别名]　水皂角、连根拔、禾镰草。

[性味归经]　凉,苦。入肺、胃二经。

[功效]　清热,利尿,通乳,平肝明目。

[应用]　用于尿路感染、黄疸肝炎、慢性荨麻疹等。

[常用量]　　6～10g。

15.冬 葵 子

[来源]　　锦葵科锦葵属植物冬葵的根、茎、叶和子。野生或栽培。分布于吉林、辽宁、河北、陕西、甘肃、青海、江西、湖南、四川、贵州、云南。

[别名]　　冬苋菜、滑肠菜、荠菜耙耙叶、土黄芪。

[性味归经]　寒,甘。根甘,温。入大肠、小肠、膀胱三经。

[功效]　　冬葵子利尿下乳、润肠通便,其茎叶清热利湿,其根补中益气。

[应用]　　治尿路感染用冬葵子、泽泻、茯苓、车前子。
治泌尿系统结石用冬葵子、木贼、泽泻、车前子、牛膝、海金沙、地龙、茯苓、桔梗、滑石、郁金、甘草、芒硝、琥珀、沉香、鸡内金。

[常用量]　　6～12g。

[扩展资料]　含黏液质。
有地方用苘麻的种子代替冬葵子,但根据历代本草记载,两者并不混淆,而今以苘麻子作为冬葵子入药是否妥当,应予深入研究。
易造成腹泻。

16.苘 麻 子

[来源]　　锦葵科苘麻属植物苘麻的种子。野生或栽培。主产于湖北、江苏、四川、河南。

[别名]　　青麻子、野棉花子、白麻子、冬葵子。

[性味归经]　平,苦。入大、小肠二经。

[功效]　　清利湿热,退翳。

[应用]　　对角膜云翳、痢疾、痈肿有效。

[常用量]　　6～12g。

17.地 肤 子

[来源]　　藜科植物地肤属植物地肤的果实。主产于山东、山西、河北。

[别名]　　铁扫帚、千头子。

[性味归经]　寒,甘、苦。入膀胱经。

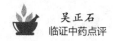
［功效］　利尿通淋,除湿热。对皮肤丹热肿痒均可用。孕妇忌服。

［应用］　治皮肤湿疹用地肤子、白鲜皮、白矾,重洗。

　　　　　配大黄、知母、猪苓、黄芩、赤芍、通草、升麻、枳实、甘草成地肤
大黄汤,治热淋。

　　　　　利尿,收敛,消炎,止痒,也用作强壮剂。

［常用量］　6～15 g。

［扩展资料］　含三萜皂苷、脂肪油。

　　　　　其伪品是灰灰菜的种子(贵州)。

　　　　　其种子呈五角星形。

18.瞿　　麦

［来源］　石竹科石竹属植物石竹或瞿麦的全草或根。野生。主产于辽
宁、河北。

［别名］　石竹子花、洛阳花、巨麦、六样花、剪刀花、南天竺、十样景花。

［性味归经］　寒,苦。入心、小肠二经。

［功效］　清热利尿,破血通经。

［应用］　配滑石、车前子、冬葵成瞿麦散,治淋病。

　　　　　对血淋有特效。

　　　　　治泌尿系感染,用瞿麦、萹蓄、蒲公英、黄柏、灯心草。

［常用量］　5～15 g。

［扩展资料］　含维生素 A、丁香酚。

　　　　　能兴奋肠管,抑制心脏过度收缩,降低血压。

　　　　　对抑制血吸虫有作用,可治血吸虫病腹水。

　　　　　伪品箭秋落、粉条儿菜属于百合科。

19.石　　韦

［来源］　水龙骨科庐山石韦或有柄石韦的全草。分布于华东、中南、西
南等地。

［别名］　小石韦、飞山剑、石皮、石剑、石兰、金背茶匙。

［性味归经］　微寒,甘、苦。入肺、膀胱二经。

［功效］　利尿,通淋,清湿热,清肺热,排石,止血。可用于肾炎水肿、膀
胱炎、吐血、衄血、尿血。

[应用]　　　　治疗慢性支气管炎,用石韦、冰糖。

治疗放射性治疗和化学性治疗引起的白细胞减少,用石韦、冰糖、甘草、大枣。

配当归、蒲黄、白芍,治血淋。

配地榆、棕榈可治吐血。

治疗泌尿系统结石,用车前草、栀子、甘草。

[常用量]　　　6~15 g。

[扩展资料]　　含皂苷、蒽苷、黄酮苷。

外用止血,有抗癌作用。

庐山石韦基部不齐,长茎石韦、有柄石韦基部整齐。

20.萹　　蓄

[来源]　　　　蓼科蓼属植物萹蓄或其变种异叶蓼的全草。野生。全国大部分地区有产。

[别名]　　　　扁竹、扁蔓、蚂蚁草、鸟蓼、竹节草、猪牙草、斑鸠窝。

[性味归经]　　平,苦。入胃、膀胱二经。

[功效]　　　　利尿,通淋杀虫。用于泌尿系统结石、菌痢、肾炎、黄疸。

[应用]　　　　治尿频、尿急,配瞿麦、滑石、大黄、车前子、木通、栀子、甘草、灯心草。

治泌尿系统结石,配生地黄、萆薢、川续断、补骨脂、杜仲、丹参、泽泻、海金沙、滑石,有感染加虎杖、金银花。

妇女阴痒用外洗。

[常用量]　　　6~15 g。

[扩展资料]　　含蒽醌衍生物、萹蓄苷、大黄素。

萹蓄草连根与生姜、鸡蛋同煮治疗血丝虫病、乳糜尿。

可驱蛔。

伪品豆科鸡眼草植物鸡眼草和竖毛鸡眼草(长弓鸡眼草)产于福建,效果不佳。另有伪品是腋花蓼。

21.灯　心　草

[来源]　　　　灯心草科灯心草属植物灯心草的茎髓。野生。主产于江苏、江西、云南、贵州、四川、福建。

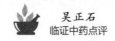

[别名]　灯草、秧草、水灯心、野席草、龙须草、水葱、灯心炭。

[性味归经]　微寒,甘、淡。入心、肺、小肠三经。

[功效]　降心火,清热利尿。用于口舌生疮、尿路感染、疟疾。

[应用]　治心烦、口渴、失眠,配竹叶、麦冬、夜交藤。

治疟疾发作前2~3小时加白糖煎灯心草根(五钱)服。

配竹叶成灯心竹叶汤,治干呕。

[常用量]　1~3g。

[扩展资料]　含芹素、氨基酸。

22.海 金 沙

[来源]　海金沙科海金沙属植物海金沙的孢子,其全草亦入药。野生。主产于湖南、江苏、浙江、广东。

[别名]　金沙藤、左转藤、蛤蟆藤、罗网藤、铁线藤、吐丝草、鼎擦藤、猛古藤。

[性味归经]　寒,甘。入肺、膀胱二经。

[功效]　清热利湿,通淋止痛。

[应用]　广泛用于泌尿系统结石感染、肾炎、腮腺炎、痢疾、肝炎、乳腺炎、流脑。

治泌尿系统结石,配冬葵子、王不留行、牛膝、泽泻、陈皮、石韦、枳壳、车前子。

治流行性腮腺炎,用木别子加浓茶调敷,海金沙内服。

治流行性乙型脑炎,配忍冬藤、菊花、生石膏、瓜子金、钩藤根。

治呼吸道感染,配马鞭草,煎水。

[常用量]　5~15g(包煎)。

[扩展资料]　含黄酮苷,烧之有爆炸声。

能消炎利尿。

23.赤 小 豆

[来源]　豆科植物赤小豆的种子。栽培。主产于广东、广西、江西。

[别名]　赤豆、徽小豆、金红小豆、杜赤豆、野赤豆、猪肝豆、米赤、朱小豆、茅柴赤。

[性味归经]　平,甘、酸。入心、小肠二经。

[功效]　　　利水消肿,解毒排脓。

[应用]　　　对肝炎有效。

对各种水肿有效。

对痈疮肿毒多外用。

[常用量]　　6～15 g。

[扩展资料]　含钙、磷、铁、核黄素、皂苷。

其伪品相思豆(红小豆)对视神经萎缩所致失明有效。

24.冬　瓜　皮

[来源]　　　葫芦科冬瓜属植物冬瓜的果皮。栽培。全国大部分地区有产。

[别名]　　　白瓜皮、白冬瓜皮。

[性味归经]　凉,甘。入脾、小肠二经。

[功效]　　　清热,利水,消肿。

[应用]　　　用于急性肾炎水肿,配鲜白茅根 15～30 g 煎服。

用于肝硬化水肿。

[常用量]　　6～20 g。

[扩展资料]　含维生素 B_1、维生素 E。

25.冬　瓜　仁

[来源]　　　葫芦科冬瓜属植物的种子。栽培。全国大部分地区有产。

[性味归经]　寒,甘。入肝经。

[功效]　　　清热化痰,排脓。

[应用]　　　对肺痈、肠痈、肺热咳嗽有效。

治肺脓疡,配芦根、薏苡仁、金银花、桔梗。

[常用量]　　6～15 g。

[扩展资料]　含尿素分解酶、皂苷。

26.椒　　目

[来源]　　　芸香科花椒属植物青椒、花椒的种子。青椒多野生,花椒多栽培。全国大部分地区有产。

[别名]　　　青椒别名有香椒、青花椒、山椒、狗屎椒,花椒别名有蜀椒、川椒、红椒、红花椒、大红袍。

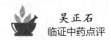
［**性味归经**］　　温，辛。入脾、膀胱二经。

［**功效**］　　温中散寒，燥湿杀虫，行气止痛，利水平喘。

［**应用**］　　对胃腹冷痛、呕吐、泄泻、血吸虫病、蛔虫病、丝虫病有效。

　　　　　　　外用治牙痛、脂溢性皮炎，并可作表面麻醉剂。

　　　　　　　用于蛔虫梗阻，用麻油加花椒。

　　　　　　　治血吸虫病用椒目粉，每日5g。

　　　　　　　治脂溢性皮炎，用花椒、轻粉、枯矾、铜绿，外用。

　　　　　　　回乳用花椒红糖水，一日一剂。

［**常用量**］　　6～10g。

［**扩展资料**］　　含挥发油和小檗碱。

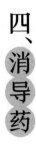

四、消导药

　　凡能帮助消化、促进食欲、导引积滞的药物,称消导药。

　　具有健胃消食作用,对消化不良、食欲减退、饮食停滞、脘腹胀闷、嗳气吞酸、恶心呕吐、大便失常等症状有效。

　　用于饮食不化。如因脾胃虚弱应以补中健脾为主,可用党参、太子参、白术,配合和胃消化的药物,如谷芽、鸡内金。

　　用于脾胃虚寒、食欲不振、脘腹冷痛,甚至有呕吐或泄泻,配合党参、白术、砂仁、干姜等补脾散寒药。

　　用于宿食停滞、腹胀大便秘结、口苦,苔黄腻等热性症状,配合生大黄、生枳实。

　　用于积滞中阻而致气机不畅,这是脾胃气滞,可见胸满腹胀、嗳气吞酸、恶心呕吐,甚者脘腹作痛,需用理气药,配陈皮、青皮、木香、乌台、枳壳。

1. 神　　曲

[来源]　　用面粉、杏仁、赤小豆、辣蓼草、青蒿、苍耳草混合经发酵而成。全国各地均产。

[别名]　　建曲。

[性味归经]　温,辛、甘。入脾、胃二经。

[功效]　　消食行气,健脾养胃。

[应用]　　配山楂、麦芽、莱菔子治积食胀满。

　　　　　配苍术、陈皮、砂仁治痞满泄泻。

[常用量]　5～15 g。

[扩展资料]　福建生产的建曲另加二十余种药物能治感冒。

　　　　　另外有范志曲、采芸曲、沉香曲、半夏曲等多种,其中采芸曲对中暑、感冒有效。

　　　　　可做磁朱丸及牛黄清心丸的赋形剂。

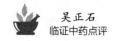

2.麦　　芽

[来源]　　　禾本科植物大麦的成熟果实发芽,分生麦芽和炒麦芽。全国大部分地区有产。

[性味归经]　平,甘、咸。入脾、胃二经。

[功效]　　　和中健胃,消食除满,舒肝,回乳。

[应用]　　　配神曲、白术、陈皮治消化不良、食欲不佳。

　　　　　　　配蒲公英、青皮回乳。

[常用量]　　6~12 g。

[扩展资料]　含淀粉酶、转化糖酶、维生素 B。

　　　　　　　越嫩芽越小含酶越多,炒焦酶活力差。

3.谷　　芽

[来源]　　　禾本科植物谷子的发芽。分生和熟。全国各地区均有栽培。

[性味归经]　平、微温,甘。入脾、胃二经。

[功效]　　　健脾消食,和中补益,提高食欲。

[应用]　　　治疗脚气病。

[常用量]　　6~15 g。

[扩展资料]　含维生素 B。

4.鸡　内　金

[来源]　　　鸡的肫皮。全国各地区均有。

[性味归经]　平,甘。入脾、胃二经。

[功效]　　　消水谷,理脾胃。

[应用]　　　对结石、遗尿、食积、嗳气、反胃、呕吐、遗精、痢疾有效。

　　　　　　　配神曲、枳实、山楂、麦芽、白术、茯苓治脾胃不健、停食胀满。

　　　　　　　止泻痢。

[常用量]　　3~10 g。

[扩展资料]　海金沙、鸡内金、金钱草可消结石。

　　　　　　　含胃激素。

　　　　　　　有轮状突起,色黄。鸭、鹅的肫皮轮状突起不明显。

　　　　　　　凤凰衣为鸡蛋膜,可生肌养阴、宁心。

5.山　　楂

[来源]　蔷薇科山楂属植物山里红、山楂及野生楂的果实(根和叶也能入药)。栽培和野生。分布于江苏、陕西、安徽、浙江、江西、福建、河南、湖北、湖南、广西、广东、四川、贵州和云南山区。

[别名]　赤瓜子、棠球子、红果子、棠棣子。

[性味归经]　温,酸,甘。入脾、胃、肝三经。

[功效]　破气,消积,化痰,行瘀止痛。

[应用]　治肉食积滞、消化不良、小儿疳积、菌痢、肠炎、绦虫、经闭等症。
治产后腹痛、恶露不尽、疝气、痛经、高血压(用叶)。
治关节炎(用根)。
治消化不良配麦芽、莱菔子、陈皮。
治高脂血症用山楂根、茶树根、芥菜花、玉米须。
驱绦虫,鲜果 1kg(干果 500 g)当日 15 时至 22 时吃完,不吃晚饭,第二天凌晨用槟榔 100 g 煎至一小茶杯,一次服完,要大便时尽量忍耐一段时间,冷天把大便解于温水内,以防收缩脱节。
止痢用炒山楂。

[常用量]　5~15 g。

[扩展资料]　含山楂酸、柠檬酸、黄酮类、解脂酶。

6.莱　菔　子

[来源]　十字花科莱菔属植物萝卜的种子。栽培。全国各地均有产。

[别名]　萝卜子、土酥子、羌精子、芦巴子。一物四名,春曰破地锥,夏曰夏生,秋曰萝蔔,冬曰土酥(地骷髅)。

[性味归经]　平,辛,甘。入肺、脾二经。

[功效]　下气定喘,消食化痰。治下痢后重。

[应用]　配山楂、神曲、谷芽、麦芽治食积气滞。
治轻型肠粘连、不完全性肠梗阻,配厚朴、木香、台乌、桃仁、赤芍、番泻叶、芒硝(冲服)、大黄。

[常用量]　6~15 g。

[扩展资料]　含芥子碱,多服对甲状腺素合成有干扰,莱菔叶消炎消肿。
广东俗称地里过冬的萝卜为地骷髅,甘、平,利尿消肿。

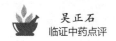
五、温里药

凡能温散里寒的药物,叫温里药。主要用治里寒证。性味多是辛温或辛热。

可用于温祛胃寒,有附片、干姜、肉桂、小茴香、丁香、高良姜、荜澄茄、花椒等。

可用于温化肝寒,有吴茱萸、小茴香、肉桂等。

可用于温祛肺寒,有干姜、附片等。

可用于温脾寒,有干姜、附片、肉桂等。

可用于温肾阳,有附片、肉桂等。

可用于温心阳,有干姜、肉桂、附片等。

可用于回阳救逆,有人参、肉桂、附片、干姜等。

可用于降逆止呕,有吴茱萸等。

可用于温胃止呕,有干姜、高良姜、丁香等。

可用于理气止痛,有小茴香等。

可用于杀虫,有花椒等。

温里药的应用配伍:外寒内侵,有表证与解表药同用;兼有气滞,加理气之青皮;寒湿内停,配健脾理湿药;脾肾阳虚,补脾补肾;气虚欲脱,大补气药。

禁忌:性质温热燥裂,容易损伤津液,助长热势,若是热证、阴虚及内真热外假寒都应忌用。

1. 附 子

[来源] 毛茛科乌头属植物乌头以栽品的子根入药。多栽培。主产于四川、湖南、湖北。

[别名] 侧子、天雄、小脚乌、刁附、乌喙。
由于块根的母根、子根、支根和采期不同分五种:乌头、侧子、乌喙、附子、天雄。

[性味归经] 大热,辛、甘。有毒。通行十二经。

[功效] 补火回阳,散寒止痛,搜风燥湿,通风寒湿邪。

[应用] 补火助阳:①阳虚欲脱用四逆汤(附子、干姜、炙甘草)和(或)参

附汤(附子、人参)治四逆证(用于休克、抢救和心肌梗死)。②用于肾阳虚,附子大热,补命门之火,以振奋肾阳,只有助阳之功,而无补养之功,常与补肾药同用。③用于脾胃虚寒,附子能温散寒邪、振奋脾阳,并有止痛之功。常配干姜、党参、白术,附子理中汤。④脾肾阳虚之水肿,用真武汤。

温经散寒止痛:①用于风湿痹痛,附子有温经活络、散寒止痛的作用(小活络丹)。②用于脘痛配半夏、干姜。③治胸痹用附子散。④治阴证水肿(阴水)常配白术、白芍、茯苓、生姜。

肾盂肾炎:用白术、附子、山药、党参、车前子、泽泻、猪苓、茯苓、桂枝、干姜。

慢性尿毒症:用附子、党参、泽泻、茯苓、生大黄、干姜、肉桂、牡蛎。

温化寒饮:配麻黄、五味子、半夏。

[常用量]　3～15 g。

[扩展资料]　含乌头碱及大量钙。

中毒症状(口腔灼热、呕吐、流涎、倦怠、皮肤发麻)急救方法以1‰鞣酸洗胃,若出现寒象可用甘草、防风、生姜解毒,而出现热象可用防风、金银花、生姜,或绿豆、甘草解毒。

其形态各异,毒性也不尽相同。乌附为盐水加工,其毒性只有常规附子的2/3;黑附片为纵切片,其毒性只有常规附子的3/4;白附片又称刀片,横切片毒性只有常规附子的5/6,是用胆巴(卤水)加工。

黄附块、黄附片则是用甘草、姜黄水加工,为横切片,其木质导管成斑点状。

明附片为纵切片,呈白色或米黄色、半透明状、角质状。

乌头酊可外用。

孕妇忌用,反半夏、瓜蒌、贝母、白及、白蔹,应避免同用。

2. 肉　　桂

[来源]　樟科樟属植物肉桂的树皮。多栽培。主产于广东、广西、云南、福建等。

[别名]　安桂(越南)、企边桂、路水桂、上桂、玉桂、牡桂、菌桂、油桂。

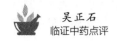

[性味归经]　大热,辛、甘。有小毒。入肝、肾二经。

[功效]　补命门,助肾阳,散寒止痛。

[应用]　对虚寒腹泻、肾阳不足、脾寒腰痛、痼冷沉寒、霍乱、经闭、格阳喉痹(上热下寒)有效。

配附子、熟地、大枣、山药等成金匮肾气丸,补肾阳。

配附子、干姜,祛沉寒,回阳救逆。

配附子、干姜、半夏、高良姜、甘草成浆水散,治霍乱吐利。

配干姜、人参、当归、白芍、川芎,治固寒血滞、腹痛经闭。

用于寒疝腹痛,配小茴香、乌药。

用于风湿痹痛,配祛风湿药。

补气血的方剂中常配肉桂,可入营血,温脾阳而助通化。如十全大补汤(八珍汤加黄芪、肉桂)、宝元汤(黄芪、人参、甘草、肉桂)。

[常用量]　3～10 g。

[扩展资料]　含挥发油、桂皮醛,能促进消化,缓解痉挛。

对中枢及周围血管有扩张作用,增强血液循环。其叶容易造成出血,过量时易造成上消化道出血、鼻出血。

孕妇慎用。

3.干　　姜

[来源]　姜科植物姜属姜的根状茎。主产于四川、贵州。

[别名]　姜、均姜(江西产)、白姜、川姜、炮姜、姜皮。

[性味归经]　热,辛。入肺、脾、胃三经。

[功效]　发表散寒,温中止呕,消痰利水,解毒。干姜性温,祛寒温中;炮姜温中止血止痛。

[应用]　干姜温中散寒,是治脾胃虚寒之要药(二姜丸配高良姜)。

用于阳虚欲脱,配附子、肉桂。

用于肺寒痰咳,配麻黄、细辛、五味子。

配防风、紫苏叶,治外感头痛、恶寒无汗(表实)。

配半夏,成小半夏汤,治痰饮呕吐、心痞满闷不渴。

配陈皮治干呕。

本品与泻下剂同用,缓解肠绞痛。

姜皮,辛,微温,行皮消水,对水肿有效。

炮姜为炒姜,温经止血,对虚寒性吐血、便血、功能性子宫出血、通经、慢性消化不良等有效。

[常用量] 3～15 g。

[扩展资料] 含姜醇、姜烯、谷氨酸、甘氨酸、丙氨酸。

孕妇忌用。

4.吴 茱 萸

[来源] 芸香科吴茱萸属植物吴茱萸或石虎的未成熟果实。栽培。产于贵州、云南、江西、广东、广西、湖南、湖北、浙江、福建等省。

[别名] 吴萸、茶辣、辣子、吴椒、臭泡子。

[性味归经] 温,辛,苦。有小毒。入肝、肾、脾、胃四经。

[功效] 散寒温中燥湿,下气开郁,止痛止呕。

[应用] 用于温中止痛:治胃痛、腹疼,配高良姜、丁香,若属虚寒可与四君子汤加桂枝;治胁痛,配白芍、柴胡;治寒疝疼痛,配小茴香、木香、川楝子成异气汤。

用于呕吐:治胃寒呕吐常配生姜;治脾胃虚寒之呕吐配党参、生姜、大枣(吴茱萸汤);治肝胃失和之热性呕吐,配黄连名左金丸。

用于虚寒性痛经,配肉桂、艾叶、当归、川芎、熟地、白芍。

用于寒湿脚气疼痛,配木瓜、槟榔。

用于痰阻中满、巅顶痛,用吴茱萸汤。

用于五更泄泻,配干姜、澄茄或补骨脂、五味子、肉蔻成四神丸。

用吴茱萸末调醋敷足心,治小儿口舌生疮而致口痛流涎,有一定疗效;盐炒吴茱萸敷腹部,治腹部胀气。

[常用量] 1～10 g。

[扩展资料] 含挥发油,主要有吴茱萸烃、吴茱萸肉脂、吴茱萸碱、吲哚类物碱。

大量服后令头顶昏胀、眼目昏花。

有收缩子宫的作用,易造成流产。

治湿疹,吴茱萸、乌贼骨、硫黄外用。

醋调敷足心治高血压。

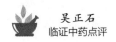

5.小 茴 香

[来源]　伞形科小茴香属植物茴香的成熟果实,其根、叶、茎也可入药。栽培。主产于山西、甘肃、辽宁。

[别名]　茴香、谷香、香丝菜。

[性味归经]　温,辛,入脾、胃、肝、肾四经。

[功效]　祛寒疗疝,健脾开胃。

[应用]　治霍乱、呕吐、腹胀痛、疝痛,可解鱼肉毒。

可用于中早期血吸虫病、小腹冷痛、睾丸鞘膜积液。

配莪术、三棱、川楝子、甘草成茴香散,治膀胱气痛、疝气痛。

配吴茱萸、荔枝核、橘核,治寒疝。

配生姜治胃寒气滞。

香橘散配橘核、山楂,治寒证腹痛。

每日服干粉 5~15 g,3 次,20 日为一个疗程,治中早期血吸虫病。

小茴香、食盐和鸭旦子 2 个合煎饼,每晚以米酒服 4 天,再服 4 个疗程治鞘膜积液。

对部分小肠疝可解除嵌顿,内服。

[常用量]　3~6 g。

[扩展资料]　含挥发油,有茴香酮、茴香脑、甲基胡椒酚。

茴香虫是茴香草上的幼虫,每服 3 条治胃疝痛。

有催乳作用。

莳萝是其伪品,产于我国东北、西北。多食有毒。

6.丁 香

[来源]　为桃金娘科植物丁香树的花蕾。栽培。主产于印度尼西亚、马来西亚、坦桑尼亚等国,我国广东亦有栽培。

[别名]　公丁、子丁、丁子。

[性味归经]　温,辛。入肺、脾、胃、肾四经。

[功效]　缓胃降逆,止痛。治呃逆、呕哕、霍乱、吐泻、胃痛、腹痛。

[应用]　对慢性消化不良、胃肠充气及子宫、疝痛有效。

对阳痿有效。

[常用量] 1～6 g。多外用。

[扩展资料] 含丁香油（丁香油酚、丁香烯）。

母丁香即丁香树的成熟果实,含丁香油少。

外用治疗跌打损伤、止痛消肿。

畏郁金。

7.高 良 姜

[来源] 姜科山姜属植物高良姜的根状茎。栽培或野生。分布于广东、海南、广西、台湾、云南。

[别名] 海高良姜、蛮姜。

[性味归经] 温,辛。入肺、胃二经。

[功效] 温中散寒,止痛消食。治霍乱、中寒呕吐、噫膈、脘痛。伤暑霍乱禁用。

[应用] 配生姜、半夏治胃寒呕吐。

配香附成良附丸,治胃脘寒痛、屡发屡止。

配厚朴、桂心、生姜、当归治胸胁胀痛(高良姜汤)。

对胃肠胀气、消化不良有特效。

[常用量] 3～12 g。

[扩展资料] 含挥发油及黄酮苷。

8.荜 澄 茄

[来源] 樟科植物山鸡椒的果实即大木酱子。多野生。主产于浙江、安徽、江苏、广西。

[别名] 木酱子。

[性味归经] 温,辛。入胃、脾、膀胱三经。

[功效] 温中降逆。

[应用] 配木香、吴茱萸、附子成四神方,治脘腹冷痛。

对呕吐反胃、噫膈有效。

利尿、祛痰,可用作泌尿系统消毒剂,用于淋病。

每日 4 次,每次 1 g,能治疗阿米巴痢疾。

[常用量] 3～10 g。

[扩展资料] 含挥发油、萜、荜澄茄脂素等。

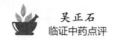
山鸡椒为樟科植物,其实是同属异种,目前都代荜澄茄。

9.花　　椒

[来源]　　　　芸香科植物花椒属青椒、花椒的果皮。全国大部分地区有分布,以产于四川者为佳。

[别名]　　　　青椒(山椒、狗屎椒)、花椒(蜀椒、川椒、红椒、大红袍)。

[性味归经]　　温,辛。有毒。入肺、脾、肾三经。

[功效]　　　　散寒除湿,温中助火,杀蛔虫。

[应用]　　　　治脘腹冷痛、吐泻及蛔虫。

配黄芩、黄连、干姜、白芍、乌梅、人参、枳实、半夏成椒梅汤,治暑邪深入厥阴、消渴、寒热、下利血水,甚至声音不通,上下格拒。

配干姜、人参成大建中汤,治心胸中大寒痛,呕不能食。

驱蛔、健胃。

用于早中期血吸虫病,每日分3次服5g,连服20天。

用于绦虫病,每日用3g花椒,1天3次,连服6天。

用于脂溢性皮炎,用花椒、轻粉、枯矾、铜绿,外用一日2次。

用作表面麻醉剂时,予花椒配蟾酥、乙醇等。

[常用量]　　　1～3g。

[扩展资料]　　含挥发油,为柠檬烯、桔醇。

椒目利水,治水肿胀满。

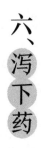

六、泻下药

凡能引起腹泻或滑利大肠、促进排便的药物,统称为泻下药。

功效大致有三:清除肠内宿食、燥屎、寒积;逐水退肿;清热泻火。

泻下药分为润下药、攻下药、峻下逐水药。

运用方法:有表证应先解表,或表里双解;里实正虚,应与补养药同用,攻补兼施;胎前产后不用;不宜长期使用,不宜过量,中病即止。

(一)润 下 药

该类药物多为种仁,富含油脂,故能润肠,使大便软化后易于排出。使用于年老体弱、肠燥津亏者。可与清热养阴药、补血药、理气药同用。

1.火 麻 仁

[来源]　桑科植物大麻属植物的种仁。多栽培。主产于黑龙江、吉林、辽宁、四川、云南、贵州。

[别名]　线麻子、大麻仁、火麻、麻子。

[性味归经]　平,甘。入脾、胃、大肠三经。

[功效]　润燥滑肠,滋养补虚。

[应用]　治大便秘结用白芍、枳实、大黄、桃仁、厚朴成麻仁滋脾丸、麻仁丸。

[常用量]　3～12 g。

[扩展资料]　含维生素E、卵磷脂、亚麻酸、维生素B、蕈毒素。

其果皮含毒素,有麻醉作用,毒蕈样变化,可使胎儿畸形,应用时去果皮。

有降压作用。

对年老体弱之便秘有效。

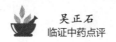

2. 郁 李 仁

[来源]　蔷薇科樱桃属欧李和郁李的种子。野生。分布于华北、华东及中南地区。种皮浅红棕色。

[别名]　小李仁。

[性味归经]　平,苦、辛、甘。入脾、大肠、小肠三经。

[功效]　滑肠,利尿,消肿。可降压。

[应用]　治大便秘结配火麻仁、柏子仁、桃仁。

[常用量]　3～12 g。

[扩展资料]　含苦杏仁苷、挥发油。
　　　　　　不能用食用郁李仁代替。

3. 蜂 蜜

[来源]　膜翅目蜜蜂科昆虫中华蜜蜂的蜜。全国各地均有。

[别名]　蜂糖、蜜糖。

[性味归经]　微寒,甘。入脾、胃、肺、大肠四经。

[功效]　润肺止咳,润肠通便,解乌头毒,外用治烧伤、疮痈。

[应用]　百花汤(蜂蜜、杏仁、生姜)对溃疡病有效。

[常用量]　酌量。

[扩展资料]　含泛酸、氨基酸、乙酰胆碱、维生素 A、维生素 D、维生素 E。
　　　　　　对花粉过敏者禁用,1 岁以内婴儿不用。
　　　　　　糖尿病患者不用。

（二）攻 下 药

　　多属苦寒药,对肠道有形之积可攻下,并具有清热泻火作用,对寒积便秘必须配温里药,若腹胀可用理气药。

1. 大 黄

[来源]　蓼科大黄属植物掌叶大黄、大黄或鸡爪大黄的根和根块茎。野生或栽培。主产于甘肃、青海、四川、西藏,但新疆的唐古特大黄根是红黄色,颜色深,香味重。

[别名]　香大黄、马蹄黄、将军、生军、川军、熟军、酒军、绵攻。

[性味归经]　寒,苦。入脾、胃、肝、心包、大肠五经。

[功效]　攻下,泻实热(血分热),下瘀血,行水破癥。

[应用]　攻积导滞:里实证配厚朴、枳实、芒硝,即大承气汤,治阳明腑实证,如谵语、燥屎、烦渴;治寒结便秘可配附子、干姜、党参、当归、芒硝、炙甘草、细辛成大黄附子汤;痢疾初起,与黄芩、黄连、枳实成枳实导滞丸、芍药汤治之;治食积配枳实、厚朴成厚朴三物汤。

泻火凉血、清热化湿:治热迫血上溢配黄连、黄芩及泻心汤止血;治热毒疔疮配红藤、蒲公英、厚朴成红蒲黄朴汤;治急性阑尾炎用大黄牡丹汤;配赤芍、莱菔子、厚朴、枳壳、桃仁、芒硝、大黄吞下治梗阻;治湿热黄疸配茵陈、栀子成茵陈蒿汤。

活血化瘀:可用于产后腹痛;治血瘀经闭配桃仁、土鳖、水蛭成大黄蛰虫丸;跌打损伤配川芎、桃仁、红花;止血可外敷加陈石灰,烫火伤外用。

配桃仁、桂枝、甘草、芒硝成桃仁承气汤,治太阳病不解、热结旁流、人若狂,又可用于经闭。

配甘遂、阿胶成大黄甘遂汤治腹满、小便艰难。

[常用量]　生大黄3～10g,熟大黄5～12g。

[扩展资料]　含大黄素、大黄酸,能促进大肠蠕动,不宜久煎通便。

含芦荟大黄素有使内脏器官充血及通经的作用。

大黄酸和大黄素对癌、腹水有抑制作用。

大黄酸有利尿作用。

孕妇、月经期及哺乳期妇人应慎用或忌用。

2.芒　硝

[来源]　天然硫酸钠经加工成结晶体。主要分布于安徽、山东、江苏、河南、河北等地的碱土地区。

[别名]　硝石(又叫焰硝、火硝,为不纯的粗制品)、芒硝(加工最上面层)、皮硝(加工最中层)、朴硝(加工最底层)。芒硝中最纯的风化品为玄明粉(风化硝),通称为皮硝。

[性味归经]　大寒,苦、咸。入胃、大肠、三焦三经。

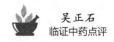

［功效］　　　润燥软坚,荡涤肠胃,实热积滞。

［应用］　　　配大黄、厚朴、枳实成大承气汤,治阳明腑症,如谵语、腹满有燥屎。

配大黄、甘遂成大陷胸汤治结胸。

治口疮、咽痛配硼砂,如冰硼散。

软化痰结配枳壳、茯苓。

芒硝为泻剂,可利尿。

［常用量］　　内服:1～5 g(冲服)。外用:适量。

［扩展资料］　含硫酸钠。

外敷可回乳、消食饱胀、治阑尾炎。

也可用于胆囊炎。

孕妇忌用。

3. 番 泻 叶

［来源］　　　豆科植物狭叶番泻叶的叶。栽培或野生。主产于印度等国。大叶番泻叶产于非洲(亚历山大番泻叶)。

［别名］　　　旃那叶、弟兄草(温州称谓)。

［性味归经］　寒,甘、苦。有小毒。入大肠经。

［功效］　　　消积滞,通大便。

［应用］　　　可治食积滞,对习惯性便秘及临时性便秘有效。

量小作用缓和,3 g 以下无腹痛的反应,大于 3 g 常有肠绞痛发生。故与祛风药共用。

在水臌时与丑牛、大腹皮同用。

一般消化不良,用 1 g 即可。

截瘫患者用之通便。

［常用量］　　1～3 g。

［扩展资料］　含蒽醌衍生物、番泻苷 A、番泻苷 B、大黄酸、芦荟大黄素,过量有恶心、呕吐及腹痛等症状。

现代研究表明其有一定致癌作用,不宜久用。

孕妇、哺乳期及月经期妇人忌用。

（三）逐 水 药

本类药多峻猛，能引起强烈腹泻，使大量水液排出，达到消除肿胀的目的。

1. 甘 遂

[来源]　大戟科大戟属植物甘遂的根。野生。分布于陕西、山西、河北、河南、甘肃、四川、广西、湖南等。

[别名]　甘泽、重泽、猫儿眼（我国西北地区称谓）、化骨丹、肿手花、萱根子。

[性味归经]　寒，苦。有毒。入肾经。

[功效]　泻水逐饮，治胸腔积液、癫痫。

[应用]　用于消肿散结：配大戟、芫花、大枣成十枣汤治水停聚胸胁之间及腹腔积液；配大戟、白芥子成控涎丹，治寒痰阴疽、气喘咳嗽；配牵牛子、沉香、琥珀成消水丹，治水肿；配大黄、芒硝成大陷胸汤，治结胸；治肠梗阻（肠腔积液多者），配桃仁、牛膝、木香、赤芍、厚朴、生大黄（后下）煎服。

[常用量]　1～3g。外用为多。

[扩展资料]　含三萜类成分，如大戟醇等。
醋制可以减轻其毒性反应，使其泻下作用减弱。
为强烈利尿剂，副作用为恶心、呕吐、腹痛。
反甘草。孕妇忌用。

2. 牵 牛 子

[来源]　旋花科牵牛属植物牵牛的种子。野生。全国大部分地区有产。

[别名]　丑牛、黑白丑、二丑。

[性味归经]　寒，苦。有毒。入肺、肾、大肠三经。

[功效]　泻下，利尿，消肿，驱虫，泻气分湿热，治癫痫。

[应用]　治大便秘结、小便不利、脚气、食滞、水肿。
配大戟、甘遂、芫花、青皮、橘红、木香、槟榔、大黄、轻粉（有毒，现不用）成舟车丸，治形气具实、全身水肿。
配茴香成禹功散治诸饮症。

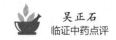

肿半截方:生姜、红糖、大枣、牵牛子。

驱蛔、绦虫,与槟榔配合成牛榔丸。

配葶苈子、杏仁治喘满。

[常用量] 3~10 g。

[扩展资料] 含牵牛苷,能增强肾小球滤过作用,大量使用后易产生血尿,中毒可影响舌下神经功能,导致舌运动障碍。

孕妇及脾虚水肿患者忌用。

3. 京 大 戟

[来源] 大戟科大戟属植物京大戟的根。野生。我国除新疆、西藏外各省均有。

[别名] 草大戟、北大戟、龙虎草、天平一枝香、下马仙、绵大戟、臌胀草、震天雷、将军草。

[性味归经] 寒,苦。有毒。入肾经。

[功效] 泻水逐饮,治水肿与痰饮。

[应用] 配芫花、甘遂、大枣成十枣汤,攻逐水饮。

配大黄、槟榔、木香、陈皮、赤茯苓,治水肿、大便不通。

对晚期血吸虫病腹水有效。

外敷治疗疮疖肿。

[扩展资料] 用量 1 g,多用红大戟代替,性缓和。

反甘草。孕妇及体虚者忌用。

4. 红 芽 大 戟

[来源] 茜草科红大戟植物红大戟的块根。野生。分布于福建、广西、广东、云南。

[别名] 紫大戟、广大戟、云南大戟、南大戟。

[性味归经] 寒,苦。有小毒。

[功效] 逐水痰涎,消肿满。入肺、脾、肾三经。

[应用] 治胸背胁痛、干呕,但无大戟峻烈的泄泻作用,虚寒者不用。

[扩展资料] 用量 1~3 g。

含有大戟素甲、大戟素乙、大戟素丙与蒽醌类化合物。

反甘草。孕妇忌用。

5.芫　　花

[来源]　瑞香科瑞香属植物芫花的花蕾,根和皮也能用。野生。分布于河北、陕西、山东、江苏、安徽、浙江、江西、福建、河南、湖北、湖南、四川等省。

[别名]　南芫花、药鱼草、头痛花、闷头花、老鼠花、金腰带、癞头花、浮胀草(根皮)。

[性味归经]　温,辛、苦。有毒。入肺、肾二经。

[功效]　泻水解毒,治咳逆。

[应用]　可治痰饮喘满,症见痛引胸胁、急性乳腺炎。

非元气实不能用。

[常用量]　1～2g。多外用。

[扩展资料]　含黄酮苷、芫根苷、芹素。

根皮塞鼻孔5s,治急性乳腺炎。

根皮尚能治淋巴结核、腹水、风湿痛、牙痛、跌打损伤。

反甘草。孕妇忌用。

6.商　　陆

[来源]　商陆科商陆属植物商陆的根。野生或培植。我国大部分省均有。

[别名]　花商陆、见肿消(贵州、云南称谓)、土冬瓜、抱母鸡、地萝卜、章柳、金七娘、莪羊菜、山萝卜(云南、四川、广西、福建称谓)、张果老、长不老。

[性味归经]　寒,苦。有毒。入肾经。

[功效]　泻水饮,消肿。治腹水、小便不利、子宫颈糜烂、白带多、痈肿疮毒。

[应用]　治腹水配冬瓜皮、赤小豆、泽泻、茯苓皮。

治痈疮肿毒用商陆、蒲公英外洗。

治功能性子宫出血、白带多,用商陆煮鸡。

配甘遂、芫花、芒硝、吴茱萸,治脚气水肿,能治慢性肾炎。

[常用量]　多外用。

[扩展资料]　有升高血压及利尿作用,对心肌有抑制作用,对心包积液、肾炎

有效。含商陆毒素。

配茯苓、赤小豆、槟榔,疏凿饮子,治小大便秘结。

外用包敷,治跌打损伤,消肿。

孕妇忌用。

7.续 随 子

[来源]　大戟科大戟属植物续随子的种子。多栽培。分布于河北、陕西、江苏、浙江、江西、湖北、湖南、四川、贵州、云南。

[别名]　千金子、打鼓子、一把伞、小巴豆、看园老。

[性味归经]　温,辛。有毒。入肝、肾二经。

[功效]　逐水消肿,破血散结。

治便秘、经闭、毒蛇咬伤,通二便。

[应用]　用于水肿胀满,配党参、木香、汉防己、赤茯苓、槟榔、海金沙、葶苈成丸。

用于周身水肿、喘闷不快,配人参、木香、防己、赤茯苓等。

用于毒蛇咬伤,鲜品捣汁滴入伤口,一次 5～10 ml,内服续随子,每次 20 粒,一日一次,重者服三日。

[常用量]　1 g 以下(入丸剂)。

[扩展资料]　含黄酮碱、大戟双香豆素。

利尿、泻下,对食物中毒可用,对晚期血吸虫病可用。

中虚者、孕妇不用。

8.巴 豆

[来源]　大戟科巴豆属植物巴豆树的种子,根和叶也能供药用。多野生。分布于浙江、福建、台湾、湖北、湖南、广东、广西、四川、贵州、云南。

[别名]　川江子、双眼龙、猛子树、八百力、芒子。

[性味归经]　热,辛。有大毒。入胃、大肠二经。

[功效]　泻寒积,破癥积,逐痰行水。外用恶疮。根叶能温中散寒、祛风通络,但有毒。

[应用]　配干姜、大黄成三物备急丸,治食停胃肠、冷热不痛、腹胀欲死。

配赤石脂、代赭石、杏仁成紫丸,治小儿吐乳发热、消化不良。

[常用量]　　去油后 1g 以下（入丸剂）。

[扩展资料]　　含巴豆树脂、巴豆毒素、巴豆苷。

对皮肤黏膜有刺激作用，亦对胃肠刺激产生峻泻。

非急症不用。

完整可炖服（油汤），以治顽痹，治寒积。

用于咬头烂（拔脓），用土鳖虫、乳没、蓖麻子、巴豆外敷。

畏牵牛子。孕妇忌用。

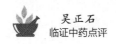

七、祛风湿药

凡是以祛风湿、除痹病为主要功效的药物,统称为祛风湿药。

祛风湿药都是辛、苦的药物,辛能散风,苦能祛湿,某些药物还能补肝肾、强筋骨。具有解热镇痛、消炎、散寒、促进血液循环的作用。

风偏胜的行痹,以关节疼痛不定为特点的,治以祛风为主,如独活、羌活、防风、威灵仙、虎骨、白花蛇、乌梢蛇。

寒偏胜的痛痹,以肢体疼痛剧烈,痛有定处、筋脉拘急,遇寒则痛增,得热则缓为特点的,治以温经散寒为主,如川芎、草乌、附片、细辛、桂枝、胆南星。

湿偏胜的着痹,以肢体沉重、活动不灵、疼痛不甚为特点的,治以除湿活络为主,如木瓜、薏苡仁、苍术、防己、草薢、豨莶草。

热痹以肢体关节红肿、热、痛为主症的,治以清热除湿、祛风通络,如石膏、知母、苍术、款冬花、络石藤、桑枝、防己、豨莶草。

治疗上的特点:寒热不同应区别对待,湿重加除湿药;有表证的还必须先行解表,如应用羌活胜湿汤;日久之痹,风寒湿三气合成可治风先治血,血行风自灭;气血虚弱,配补养气血药同用,一则扶正祛邪,二则缓和祛风湿药之辛燥;血虚阴亏的患者用药慎之,这类药物以温辛燥热为主。

1. 独 活

[来源] 伞形科当归属植物九眼独活或牛尾独活的根。野生。主产于贵州毕节、湖北、四川。九眼独活的根在贵州,又称紫花前胡。

[别名] 九眼独活、牛尾独活(川独活)、香独活。

[性味归经] 微温,辛、苦。入肝、肾二经。

[功效]　　　　祛风胜湿,止痛。

[应用]　　　　以治下焦寒湿为主,配独活、寄生、杜仲、牛膝、防风、川芎、细
辛、当归、秦艽、芍药、生地黄、党参、茯苓、肉桂、甘草成独活寄
生汤。

外感风寒扶正用羌活胜湿汤。

[常用量]　　　6~15 g。

[扩展资料]　　含挥发油、植物甾醇、棕榈酸、硬脂酸、亚麻酸。

有抗关节炎、镇痛、镇静、催眠、扩张血管、降压、兴奋中枢的作
用,并有近似毒蕈碱样作用。

2. 威 灵 仙

[来源]　　　　毛茛科植物威灵仙(又名铁线莲、七叶木通)的根。野生。主产
于安徽、浙江、江苏、贵州,但河北省习用百合科。

[别名]　　　　九草阶、风车、黑薇、山雕、七叶莲、山辣椒秧子、铁扫帚。

[性味归经]　　温,辛、咸。入膀胱经。

[功效]　　　　祛风除湿,通络止痛,逐痰饮,通十二经脉。为治行痹的主药。

[应用]　　　　可消骨鲠,消心膈痰饮。

配白芍、防风、茜根、甘草治痛痹。

常与独活、防风、秦艽配伍治风湿痹痛。

治妇女气血滞、小腹痛、月经痛,常配生附、玄胡。

配生乌头、五灵脂治手指麻木疼痛、扑打损痛不可忍。

用威灵仙、乌梅、贯众、甘草治鱼骨刺哽。

[常用量]　　　6~15 g。

[扩展资料]　　含白头翁素和白头翁醇,有利尿、麻醉作用。

有记载黄药子与威灵仙同属,谓铜脚威灵仙。

3. 防　　己

[来源]　　　　防己科植物粉防己(汉防己)的根,马兜铃科植物广防己(木防
己)的根。野生。前者产于浙江、安徽,后者产于广东、广西、
云南。

[别名]　　　　汉防己(断面灰白者)别名有独脚蟾蜍根、金钱豹葫芦根、倒地
拱根,广防己(断面灰黄者)别名有青藤根、大风藤。

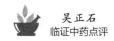

[性味归经]　寒,辛、苦。木防己微香。入肺、膀胱二经。

[功效]　祛风行水,泻下焦血分湿热,止痛。

[应用]　治风湿痹痛,配秦艽、苍术、薏苡仁、木瓜、桑枝、黄柏、金银花。

可治水肿,对水肿辨病为风水者疗效更好,配黄芪、白术、甘草、生姜、大枣成防己黄芪汤,治风湿水肿,症见脉浮力重、汗出恶风。

配椒目、葶苈子、大黄成己椒苈黄丸,治腹水口舌干燥。

配白术、甘草、生姜、桂心、茯苓、乌头、人参成防己汤治风湿性关节炎。

可治外科下焦肿毒湿热。

[常用量]　汉防己5~12g。

[扩展资料]　汉防己胜湿利水;广防己祛风止痛,对神经痛有效。

含粉防己碱、去甲汉防己碱,能刺激垂体肾上腺皮质血流,使皮质功能亢进。

能控制风心病,有利尿作用。

木防己可对肝肾产生急性损伤,慎用。

4. 秦　艽

[来源]　龙胆科植物西秦艽的根。野生。产于甘肃、陕西、山西的根大;产于云南、四川的根小,因根有扭转,所以有"左转藤"的俗称,又有"左秦艽"的名称。

[别名]　川秦艽、西秦艽、左秦艽。

[性味归经]　微寒,苦、辛。入胃、肝、胆三经。

[功效]　祛风湿,退虚热。

治痹痛、黄疸、潮热骨蒸、小儿疳热。

[应用]　治风湿痹痛配独活、防风、防己,如独活寄生汤。

配旋覆花、赤苓、甘草成秦艽汤,治阴黄不欲饮、小便不利。

配鳖甲、柴胡、地骨皮、当归、知母、乌梅、青蒿成秦艽鳖甲汤,治风痨、骨蒸劳热、肌肉消瘦、舌红颊赤、气虚、盗汗等症。

配鸡内金、山楂、麦芽,治小儿疳热。

可治外感风寒的肢体疼痛。

[常用量]　6~12g。

[扩展资料]　能升高血糖,有解热镇痛、降压的效果,对关节炎有效。
　　　　　　对高血压病并发症,可配伍舒筋活络药治之。

5.豨 签 草

[来源]　　菊科植物豨签草的茎叶。野生。我国中北部均有产。
[别名]　　肥猪苗、大叶草、黏糊草(忌铁)。
[性味归经]　寒,苦。有小毒。入肝、肾二经。
[功效]　　祛风湿,利筋骨,平肝阳。
[应用]　　配威灵仙、海风藤、防己、薏苡仁对痛痹有效。
　　　　　　配白术、薏苡仁、独活、寄生、桑枝、海风藤成豨签合剂,对风湿
　　　　　　热痹有效。
　　　　　　配防风、海风藤、五加皮、苍耳子、金银花、当归、红花,治半身
　　　　　　不遂。
　　　　　　配夏枯草、臭梧桐治肝阳上亢。
　　　　　　单味治眼㖞斜、失音不语。
　　　　　　能降压,并可治坐骨神经痛。
　　　　　　外用可以治湿热疮毒、风疹湿痒。
　　　　　　配栀子、茵陈治急性传染性肝炎。
[常用量]　6~15 g。
[扩展资料]　豨签草苦味质,对高血压病、坐骨神经痛、失眠、风湿性关节炎
　　　　　　有效。

6.五 加 皮

[来源]　　五加科植物细柱五加的根皮。野生,产于湖北、河南、安徽。北
　　　　　　方用蔓摩科植物杠柳(对叶生)的根皮,有毒,特香,贵州相似品
　　　　　　种黑骨藤(黔杠柳)。
[别名]　　南五加。
[性味归经]　温,辛。入肝、肾二经。
[功效]　　祛风湿,强筋骨。
[应用]　　配威灵仙、秦艽治风湿痹痛。
　　　　　　配鹿茸、麝香、熟地、山茱萸、山药、茯苓、泽泻、牡丹皮治小儿五
　　　　　　迟、行退骨痿。

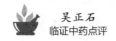

配远志成五加皮丸,治脚气、骨节肿痛。

配当归、木瓜、生地等成五加皮饮治水肿。

配舒筋活血药治骨折。

配外用药治皮肤湿痒、男子阴部湿疹、妇女阴痒。

配熟地黄、丹参、杜仲、蛇床子、干姜、地骨皮、天冬、钟乳石成五加皮汤,治小便淋沥、阴冷、腰痛。

[常用量]　5～12 g。

[扩展资料]　含维生素 A、维生素 B。

北方五加皮是杠柳皮,又叫香加皮,主产于我国北方地区,含强心苷和生物碱,有类似毒毛花苷作用,过量易中毒,宜慎用。

7.桑　寄　生

[来源]　桑寄生科植物桑寄生的茎枝。野生。主产于广西、广东。

[别名]　寄生(实际有梨寄生、槲寄生、黄皮寄生、柳寄生)。

[性味归经]　平,苦。入肝、肾二经。

[功效]　祛风湿,补肝肾,强筋骨,养血安胎,孕妇腰痛。

[应用]　配独活、秦艽、细辛、当归、川芎、白芍、桂心、茯苓、杜仲、牛膝、人参、甘草、防风成独活寄生汤,治风湿痹痛、偏枯脚气。

配当归、川芎、续断、阿胶、附子、茯神、白术、甘草、人参、生姜成桑寄生散治胎漏。

可治肝肾阴虚腰痛。

有降压、利尿作用。

[常用量]　5～15 g。

[扩展资料]　槲寄生降压效果差。

8.木　　瓜

[来源]　蔷薇科植物木瓜的干燥果实。栽培。产于安徽、浙江、湖北、四川、贵州,尤安徽宣城为优。

[别名]　宣木瓜。

[性味归经]　温,酸涩。入肺、脾、胃、肝四经。

[功效]　和脾理肺,舒筋活络,平肝,祛湿热,治癃闭。肠胃有积不用。

[应用]　治湿痹配虎骨、独活等成虎骨木瓜汤。

治湿热脚气配石斛、黄柏、萆薢,治寒湿脚气配槟榔、厚朴、苍术、吴茱萸成鸡鸣散。

治吐泻腹痛、脚转筋配茴香、吴茱萸、甘草、生姜、紫苏叶成木瓜汤。配紫苏叶、藿香、生姜治吐泻,配白芍、寄生、甘草治转筋。

[常用量] 5～12 g。

[扩展资料] 含皂苷、草果酸、酒石酸、枸橼酸、维生素 E、黄酮苷。

对类风湿关节炎有效。

同类品土木瓜是榅桲(榠栌、木梨),作用相似。

9. 乌　头

[来源] 毛茛科植物卡氏乌头的母根(川乌)。主产于陕西、四川。野生。
毛茛科植物北乌头、华乌头及卡氏乌头的母根(草乌)。野生。全国均有。

[别名] 天雄(单根)、制川乌、制草乌、侧子、小脚乌、刁附、乌喙(支)、附子。

[性味归经] 温,辛。有大毒。入十二经脉。

[功效] 祛风除湿,温经散寒,止痛。附子能回阳救逆,补火助阳。

[应用] 乌头可治风寒湿痹、历节痛风、半身不遂、大寒腹痛、阴疽久不破溃。

配白蜜成大乌头煎,治寒疝腹痛。

配桂枝、细辛、黄芪治痛痹;治行痹则配白芍、甘草。

[常用量] 乌头 1～3 g,天雄 1～5 g,均先煎。

[扩展资料] 含 6 种结晶生物碱:乌头碱、次乌头碱、新乌头碱、苯甲酰新乌头原碱、苯甲酰乌头原碱、苯甲酰次乌头原碱。能降低肾上腺素,维生素 C 含量较高,有强心作用。

乌头毒积蓄过量会致舌麻、四肢麻、血压下降、心率慢、传导阻滞、室性期前收缩,可用蜜或绿豆、甘草解。

草乌毒性和功效较川乌强,川乌多为母根,无臭味,食之有辛辣味,坚韧不易切断。

毒性以乌头碱最大,加热后稀释仅为原先的 1/50(次乌头碱),再加热成乌头原碱,毒性仅为原先的 1/200。

孕妇忌用。反半夏、瓜蒌、贝母、白及、白蔹等药物。

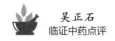

10. 白　花　蛇

[来源]　蝮蛇科动物五步蛇的干品。野生。主产于湖北、浙江、江西。即蕲蛇,龙头虎口,为块形花纹,鼻喙呈反钩状。还有用银环蛇代替。

[别名]　蕲蛇、棋盘蛇、百步蛇。

[性味归经]　温,咸。有毒。入肝经。

[功效]　为治久痹的要药,祛风湿,透筋骨,定抽搐,疗惊厥。

[应用]　治风湿痹痛配独活、防风、全蝎、地龙、当归、川芎。

配羌活、当归、防风、天麻、秦艽、五加皮成白花蛇汤,治中风伤湿、肌肤麻痹、骨节疼痛、口眼歪斜。

治半身不遂配黄芪、当归、白芍、川芎、桃仁、红花、地龙。

治破伤风配乌蛇、蜈蚣(定命散)。

治麻疹、惊痫、恶疮,可镇痉。

[常用量]　6~12 g。

[扩展资料]　金钱白花蛇是幼小的银环蕲,台湾又名雨伞蛇,有 46 节轮带,不超过 30 cm,三圈半,可治高热惊风,为定痉要药。

含蛋白质、皂苷。

11. 乌　梢　蛇

[来源]　游蛇科动物乌梢蛇的干品。干后眼不均,无毒,眼赤色。主产于湖南、湖北、广东、上海、浙江、安徽、福建、河南、江苏等地。

[别名]　乌蛇、剑脊乌梢蛇、里花蛇、黑风蛇、乌花蛇、青蛇。

[性味归经]　平,甘。入肝经。

[功效]　宣风祛湿,定惊痫。

[应用]　治诸风顽痹、麻木不仁、皮肤隐疹、疥癣、惊痫、中风、麻风,用量5~12 g。

[常用量]　10~30 g。

[扩展资料]　吴正石祖传用量 30~60 g,治顽癣有效。

12. 海　桐　皮

[来源]　豆科植物海桐的树皮,有的用木棉科植物木棉的树皮,再有用

五加科植物刺楸的树皮。广东的是海桐,皮纤维较多;浙江的
是刺楸,皮有钉。

[别名]　　　　钉桐皮、钉皮。

[性味归经]　　平,苦。入肝、肾二经。

[功效]　　　　祛风湿,通经络,有降压作用,对热痹、癣有效。

[应用]　　　　配牡丹皮、地黄、山茱萸、补骨脂,加葱白成海桐皮散,治手足
　　　　　　　　拘挛。

[常用量]　　　5～15 g。

[扩展资料]　　含生物碱。

13.海 风 藤

[来源]　　　　胡椒科属植物细叶青蒌藤的全株。野生。分布于台湾、福建、
　　　　　　　　广东。

[别名]　　　　爬岩香、风藤。

[性味归经]　　微温,苦、辛。入肝经。

[功效]　　　　祛风湿,通络。

[应用]　　　　对风寒湿痹、关节不利可用,尤以下肢为主。

[常用量]　　　5～15 g。

[扩展资料]　　含 α-蒎烯、β-蒎烯、莰烯。
　　　　　　　　我国大部分使用以山药(浙江、福建、湖南)、毛蒟(浙江)、石南
　　　　　　　　藤(湖南、福建)等同科属植物的藤茎代之。
　　　　　　　　四川、湖北、湖南、广西、江西、云南、贵州等地以地衣类松萝科
　　　　　　　　松萝属植物节松萝、长松萝、花松萝代之;广东、广西用木兰科
　　　　　　　　植物异性五味子的大藤本藤茎替代;江苏用永木通科的五叶木
　　　　　　　　通、三叶木通和白木通代之;浙江个别地区用大血藤科大血藤
　　　　　　　　属植物大血藤枣代之。以上 4 种用法均为误用。

14.络 石 藤

[来源]　　　　夹竹桃科植物络石藤的茎枝。野生。开十字形白色小花。主
　　　　　　　　产于江苏镇江、南京、徐州,安徽芜湖,湖北孝感等地。

[别名]　　　　爬山虎、过山龙、地瓜藤、鹿角草、石龙腾。

[性味归经]　　微寒,苦。入心、肝、肾三经。

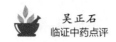

[功效]	宣风热,凉血通络。治痹痛、筋拘、喉痛、敷刀枪伤、痈肿疮毒。
[应用]	配紫菀、升麻、射干、木通、赤苓、桔梗、芒硝成络石汤治咽中有物。
[常用量]	5~15 g。
[扩展资料]	含强心苷。

桑科植物薜荔(鬼馒头)、卫矛科植物扶芳藤、葡萄科植物爬山虎(白地锦)与其作用相似。

15. 千 年 健

[来源]	天南星科植物千年健的根茎。野生。主产于越南及我国广西、贵州。
[别名]	千年见、一包针。
[性味归经]	温,苦辛。入肝、肾二经。
[功效]	祛风湿,健筋骨。
[应用]	治风湿痛痹、拘挛麻痹、壮筋骨,多泡酒服。
[常用量]	5~15 g。
[扩展资料]	含挥发油,有香味。

16. 伸 筋 草

[来源]	石松科植物石松的干燥全草。主产于江苏、浙江、湖北。
[别名]	大炭葛、舒筋草、地棚窝草、狮子毛草、宽筋草、近山龙(浙江称谓)、筋骨草。
[性味归经]	温,苦辛。入肝、脾、肾三经。
[功效]	祛风散寒,舒筋活血,消肿止痛。
[应用]	配虎杖、大血藤,治关节酸痛。
[常用量]	5~15 g。
[扩展资料]	如果两条绒毛偏一边是马刷子,属伪品。

有地方焙干外用,治带状疱疹。

17. 寻 骨 风

| [来源] | 马兜铃科绵毛兜铃的根及全草。野生。产于陕西、山东及长江流域等地。 |

[别名]　　　白毛藤、毛叶马兜铃。

[性味归经]　平,苦、辛(微温)。入肝、肾二经。

[功效]　　　散风痹通络,止痛。治骨节痛、胃痛。

[应用]　　　对风湿性关节炎有效,可退热,消炎,止痛,使红细胞沉降率正
　　　　　　　常,抗变态反应。

[常用量]　　5～12 g。

[扩展资料]　贵州有岩五泡叶与其相似,功能相同。

18.桑　　枝

[来源]　　　桑科植物桑树的嫩枝。栽培及野生。全国大部分地区有分布,
　　　　　　　主产于安徽、江苏、河北、湖南及贵州凤冈等地。

[别名]　　　嫩桑枝、酒炒桑枝。

[性味归经]　平,苦。入肝经。

[功效]　　　祛风湿,利关节,清热。治热痹、肢节拘急。

[应用]　　　桑枝膏治高血压之手足麻木。

[常用量]　　5～20 g。

[扩展资料]　含维生素 B_1。

19.松　　节

[来源]　　　松伯科植物油松树的节。全国大部分地区有分布。

[性味归经]　温,苦。入肝、肾二经。

[功效]　　　祛风,燥湿,强壮筋骨。

[应用]　　　治筋骨酸痛、脚气。
　　　　　　　煎水治牙痛,血虚者不宜使用。

[常用量]　　5～15 g。

20.蚕　　沙

[来源]　　　家蚕的干燥粪便。以秋季为良。养殖蚕桑地区皆产,以浙江、
　　　　　　　江苏及贵州凤冈产量为多。

[别名]　　　晚蚕砂、蚕屎、蚕矢。

[性味归经]　温,辛、甘。入肝、脾、胃三经。

[功效]　　　祛风燥湿,镇痛,镇痉,镇静。

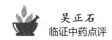

[应用]　　　　对风湿病、肢节冷痛有效,治吐泻、腹痛、脚转筋、闭经头痛。

可预防中风、高血压、闭经。

[常用量]　　　5～12 g。包煎。

[扩展资料]　　含维生素 A、维生素 B、维生素 D 及植物生长激素。

21.虎　　骨

[来源]　　　　脊椎科动物猫科虎的骨骼,牙黄色,有疏松骨髓,有正方形骨梁。分布于华南、华东及我国东北、西南地区,内蒙古亦有。

[别名]　　　　虎胫骨、大虫骨。

[性味归经]　　微温,辛。入肝、肾二经。有香味。

[功效]　　　　搜风定痛,健骨强筋,镇惊。

[应用]　　　　治关节不利、手足挛急、惊痫(用头骨),用量 150～300 g。

配木瓜、川芎、牛膝、当归、加皮、续断、桑枝成虎骨木瓜酒,治半身不遂、筋骨酸痛。

配龟板、黄柏、知母、熟地、牛膝、白芍、锁阳、当归、陈皮、干姜、羊肉成虎潜丸,治肾阳不足、精血亏损、筋骨萎软、骨蒸潮热。

虎骨为镇静剂、强壮剂。

[常用量]　　　5～15 g(入丸剂)。

[扩展资料]　　四肢骨有凤眼。

虎属珍稀保护动物,现禁用。

现多用狗骨代替。

22.豹　　骨

[来源]　　　　脊椎科动物猫科金钱豹的骨骼。分布于我国南方各省。

[性味归经]　　微温,辛。入肝、肾二经。

[功效]　　　　定痛,镇惊,健骨强筋。头骨烧灰外用可去头风白眉。

应用、常用量同虎骨。现禁用。

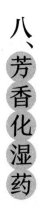

八、芳香化湿药

气味芳香,具有健胃化湿作用的药物。

湿分为两种。一为外湿:外感湿邪停留肌表,肢倦沉重、酸软、头痛如裹。二为内湿:平素脾阳虚、湿阻中焦,出现胸腹胀满、吞酸,食少便溏,身倦恶心、呕吐、口甜腻、不渴、舌苔白腻、脉濡缓。

功能适用证:芳香温燥,入脾、胃二经,化散脾胃湿邪,促进脾的运化功能。主治湿阻中焦、湿邪为患的诸证、湿痰阻滞、暑湿霍乱、湿温。

1.藿　香

[来源]　唇形科植物的广藿香的茎叶。栽培。主产于广东,原产于菲律宾。

[别名]　广藿香。

[性味归经]　微温,辛。入肺、脾、肾三经。

[功效]　升清降浊,避秽止呕,行气化湿,醒脾和胃。

[应用]　芳香化湿:暑湿内蕴配佩兰、滑石、荷叶、扁豆;外感风寒、内伤湿滞,配紫苏叶、藿香、厚朴、腹皮、半夏、白术、陈皮成藿香正气散;用于湿温、胸闷、苔腻,湿重用三仁汤,热重用甘露消毒饮;妊娠恶阻,配砂仁、半夏;湿阻中焦,配佩兰、苍术、厚朴。

和胃止呕:治呕吐配半夏,寒证加丁香、生姜,热证配黄连、竹茹;发表散邪,用藿香正气散;胸闷食少,配白术、茯苓、薏苡仁、陈皮。

[常用量]　5～15g。

[扩展资料]　含挥发油,油中含广藿香醇、苯甲醛、丁香酚、桂皮醛、广藿香烃。

有的地方用唇形科植物藿香的茎叶,习称土藿香,力差,质低劣。

本品的挥发油为百秋李油,是强刺激药、芳香料,对胃肠神经有镇静作用,能促进胃液分泌,增强消化功能。

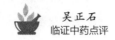
2. 佩　兰

[来源]　菊科植物兰草的干燥茎叶。野生和栽培。主产于江苏、浙江、河北、山东、广东。叶有裂缺锯齿。

[别名]　兰草、泽兰、圆梗泽兰、省头草。

[性味归经]　平,辛。入肺、脾二经。

[功效]　醒脾,化湿,清暑。

[应用]　配陈皮、竹茹治口中甜腻。

配荷叶、滑石、甘草治夏季伤暑、发热头痛、胸闷发胀。

配藿香、苍术、茯苓、三颗针治急性胃肠炎。

配白蔻仁、石菖蒲、黄芩化湿浊而醒脾和中。

[常用量]　5～12 g。一般后下。

[扩展资料]　其叶性燥用于青年,梗较温和用于老年。

含挥发油,对流感有抑制作用。

多食,对肾、肝有毒,使糖尿病产生。

江苏有用罗勒的果实为药治眼病。

常与泽兰混淆,泽兰梗是四方形,佩兰是圆形。

3. 白　豆　蔻

[来源]　姜科植物白豆蔻的果实。栽培。主产于越南、泰国、柬埔寨。

[性味归经]　温,辛。入肺、脾、胃三经。

[功效]　行气暖胃,化食宽中。解酒毒,芳香止呕。

用于脘胀食少:脾虚气滞,可配党参、白术、陈皮、砂仁;湿阻中焦,配藿香、厚朴、苍术、陈皮。

湿温、胸闷、苔腻:热重用黄芩滑石汤,配黄芩、滑石、连翘、竹叶;湿重选三仁汤,配薏苡仁、杏仁、竹叶、半夏、厚朴、滑石、通草,治湿热初起、身重恶寒、舌苔白、不渴、不饥。

用于呕吐:脾胃虚寒配党参、白术、半夏、生姜;湿阻中焦用豆蔻汤,配藿香、半夏、陈皮、生姜。

[常用量]　1～3 g。

[扩展资料]　含挥发油,为 α-龙脑、α-樟脑及桉树油,促进胃液分泌,兴奋肠的蠕动,止肠内异常发酵(治腹胀),能排气,止呕。

4.砂　仁

[来源]　　　姜科植物阳春砂或缩砂的果实或种子。阳春砂主产于广东、广西,以广东阳春产为优,还有西双版纳产。缩砂仁产于越南、泰国、缅甸、印度尼西亚、印度。

[性味归经]　温,辛。入脾、胃、肾三经。

[功效]　　　和胃,醒脾行气,调中,止泻,安胎。

[应用]　　　配木香、枳实、白术成香砂枳术丸,治食积、气滞、呕吐、泄泻。

治脾虚气滞配党参、白术、木香、陈皮成香砂六君子汤。

若脾虚气滞者,配木香、陈皮、半夏、党参、白术、茯苓、甘草、生姜成香砂六君子汤以治脾胃运化失常。

温脾止泻配党参、白术、干姜。

配乌梅肉、草果、茜根、白扁豆、炙甘草成缩皮饮,治烦渴暑泻。

安胎配苏梗、白术、灶心土。

[常用量]　　1～3 g。

[扩展资料]　含龙脑、右旋樟脑、乙酸龙脑酯。

对肠道起兴奋作用。

其为芳香健脾止泻药。

5.苍　术

[来源]　　　菊科植物苍术或北苍术的干燥地下根状茎。野生。主产于江苏、安徽、湖北、河北、山西、内蒙古,尤以江苏居多,以茅山的苍术为优,名为茅术。

[别名]　　　茅术、山刺叶。

[性味归经]　温,辛、苦。入脾、胃二经。

[功效]　　　健脾燥湿,发汗。

[应用]　　　用于湿阻中满、性温而燥,配厚朴、陈皮成平胃散。

用于风湿痹痛,对着痹可配独活、防己、秦艽、薏苡仁,对热痹可配黄柏、石膏、知母、忍冬藤。

治脚气痿软,配苍术、黄柏、薏苡仁、牛膝成四妙丸。

治夜盲,与猪肝(或羊肝)蒸吃有效。

[常用量]　　3～15 g。

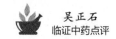

[扩展资料]　含挥发油,油中为苍术醇、苍术酮,含较多的维生素 A、维生素 B。

有明显排钾、钠的作用,但利尿作用较弱。

有降低血糖作用。对多汗、阴虚、燥结不用。

6.草　豆　蔻

[来源]　姜科植物草豆蔻的种子。栽培。主产于广东、福建。有臭虫气。

[别名]　草寇、草叩。

[性味归经]　温,辛。入脾、胃二经。

[功效]　理气燥湿,温胃止呕,除痰,截疟。

[应用]　对寒湿之胃痛、呕吐有效。

配黄连、马豆、生姜,治霍乱烦渴。

[常用量]　3～10 g。

7.草　　果

[来源]　姜科植物草果的果实,用时去壳。栽培。产于云南、贵州、广西。种子有臭虫气。

[别名]　草果仁。

[性味归经]　温,辛,甘。入脾、胃二经。

[功效]　燥湿祛寒,除痰截疟,消食化积。

[应用]　阴血不足无寒湿实邪不用。

祛痰浊,配槟榔、厚朴、黄芩成达原饮。

配砂仁、神曲、麦芽、甘草、附片、生姜、枣,治脾虚泄泻。

配常山、槟榔、知母、贝母、乌梅、姜、枣成常山饮,治疟久不愈。

配厚朴、苍术温中燥湿。

[常用量]　1～3 g。

[扩展资料]　含挥发油,对肠道有兴奋作用。

九、理气药

凡能调理气分、舒畅气机、消除气滞的药物,统称为理气药。

人体之气包括:组成人体营养的物质,即呼吸之气、水谷之气;脏腑活动的功能表现,即脏腑之气。

气机功能失调表现形式大致可分为:①气虚(此时可用补养药)。②气滞、气机不畅(此时需行气、理气),肝气失调表现为胁痛、胸闷腹胀、月经不调;脾气失调表现为脘胀痛、嗳气、呕吐、便秘;而肺气失调则表现为咳嗽、气喘、胸闷。

导致气机功能失调的原因有冷热失调、精神忧郁、饮食不慎、饥饿失常、外伤。

此类药物的功能为行气止痛,疏肝解郁,顺气宽胸,破气散结,降气止呕,健胃助消化。

使用禁忌:该类药物为辛温香燥之品,易伤阴耗气,凡气虚阴伤患者慎用。

配伍:情志不遂时常配养肝、柔肝、止痛、活血药;有湿困时应区别寒湿和湿热,还应区别有无饮食停滞;伴痰饮及瘀血时用祛痰和活血化瘀药。

1.橘　　皮

[来源]　芸香科柑橘属植物橘的果皮。栽培。我国长江以南各省均有产,橘为我国著名果品之一。

[别名]　红皮、陈皮、新会皮、柑皮。

[性味归经]　温,辛、苦。入脾、肺二经。

[功效]　理气,健脾,燥湿化痰。治心腹胀满、食欲不振、呕吐。解鱼蟹毒。

[应用]　咳嗽,阴虚口渴者不用。

可治脘腹胀满,食少吐逆。配生姜成橘皮汤,配厚朴、半夏、木香、砂仁;配党参、白术、木香、砂仁、茯苓,成香砂六君子汤;配

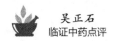

竹茹、生姜、半夏,止呕。

可治痰多咳嗽。配半夏、茯苓、甘草成二陈汤,治肥盛之人,痰湿为患。

可治急性乳腺炎,配连翘、柴胡、金银花、甘草。

配苍术、厚朴、甘草、姜成平胃散治湿脾不能运化、不思饮食。

[常用量] 3～12 g。

[扩展资料] 含挥发油、脂肪酸、硬脂帖、黄酮苷(橙皮苷),能抑制胃肠和子宫运动。

2.橘 核

[来源] 芸香科柑橘属植物橘的种子。产地同橘皮。

[别名] 橘仁。

[性味归经] 平,苦。入肝、肾二经。

[功效] 行气止痛,散结。治疝、睾丸肿痛、乳房病、淋病、腰痛。

[应用] 配昆布、海藻、川楝子、桃仁、厚朴、木通、枳实、延胡索、桂皮、木香成橘核丸,治疝、睾丸肿大。

治酒糟鼻用橘核 3 个、胡桃肉 1 个,温酒调服,以知为度。

可防止乳腺炎。

治闪腰痛用橘核、杜仲研成细末以酒吞服。

[常用量] 5～15 g(打碎)。

3.橘 络

[来源] 陈皮内的筋络。产地同橘皮。

[性味归经] 平,苦。入肺、脾二经。

[功效] 宣通经络,化痰,活血顺气。

[应用] 用于咳嗽多痰、胸胁疼痛、口渴、呕吐,对阴虚者可以防止燥性。

[常用量] 1～3 g。

[扩展资料] 橘叶,性平味苦,疏肝理气,消肿散结,用于胁痛、乳胀、解郁。

4.青 皮

[来源] 芸香科植物柑橘的自行落地的幼嫩果实皮,或为福橘、甜橙、温州蜜柑、香园的幼小干果。产地同橘皮。

[别名] 小青皮。

[性味归经] 温,辛、苦。入肝、胆二经。

[功效] 破气散结,舒肝止痛,消食化滞。气虚不用。

[应用] 配陈皮、厚朴、吴茱萸、木香,治气机壅滞、胸膈痞满、胸胁痛。

配半夏、黄芩、柴胡、草果、厚朴、甘草、白术成青皮饮,治疟疾之热多寒少、脉象弦数。

配人参、鳖甲治疟母。

配神曲、山楂、麦芽、草果成青皮丸,治食积、腹胀。

配台乌治气滞胃痛。

对乳腺炎、疝痛、胁痛有效。

配柴胡、香附、郁金疏肝理气、止痛。

配三棱、莪术、郁金,用于血瘀气滞、止痛。

配川楝、小茴香、吴茱萸、木香、桂心疏肝理气,散寒,止疝痛、睾丸痛。

用于肝脾肿大,可消痰。

[常用量] 3～12 g。

5.橘 红

[来源] 陈皮去橘白的外皮。产地同橘皮,以广东茂名化州产出者为佳。

[别名] 化州橘红。

[功效] 消痰下气,发散解表,治肺寒咳嗽多痰,食积气逆亦可用。

[应用] 橘红的和胃功能强,能理脾胃之气郁,以化湿为主。

[常用量] 3～12 g。

6.厚 朴

[来源] 木兰科木兰属植物厚朴和凹叶厚朴的干皮和根皮。多栽培。分布于四川、湖北、浙江、贵州、湖南、陕西、甘肃、福建、广西。

[别名] 紫油厚朴、川朴、油朴。

[性味归经] 温,苦、辛。入脾、胃、大肠三经。

[功效] 燥湿导滞,下气平喘,破积,宽中利气。

[应用] 配大黄、枳实成厚朴三物汤,治腹满痛、便秘。

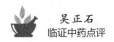

配苍术、陈皮、甘草成平胃散,治酒湿、痰饮、积食。

配槟榔、木香、当归、白芍、滑石,治肠鸣泄泻、痢疾。

配半夏、茯苓、紫苏叶、生姜成半夏厚朴汤,治气胀。

配麻黄、杏仁、干姜、细辛、小麦、五味子、半夏、石膏成厚朴麻黄汤,治咳喘。

配杏仁、半夏、苏子,止咳平喘。

桂枝加厚朴杏子汤治苔白喘咳复感外邪。

配赤芍、莱菔子、芒硝、枳实、生大黄、桃仁,治一般性肠梗阻、胀气。

[常用量]　5～15 g。

[扩展资料]　含厚朴酸、异厚朴酸、挥发油。

7. 枳　　实

[来源]　芸香科柑橘属植物酸橙、代代花、香园、枸橘的幼果。七、八月采为枳实,九、十月采为枳壳。江西产枳实外壳微微有毛,以内容物色青者为佳。

[别名]　江枳、川枳(酸橙幼果)、苏枳(代代花幼果)。

[性味归经]　微寒,苦、酸。入脾、肾二经。

[功效]　破气引痰,通痞满,治湿阻气滞、消积宽胸、下痢、里急后重、肠风。

[应用]　配白术成枳术丸,治脾弱食积,消痞除痰,健脾进食。

配白芍成枳实芍药散,治产后腹痛、烦满不能卧。

配厚朴、薤白、瓜蒌成枳实薤白汤,治胸痹、心下痞结、胁下逆气抢心。

配白术、黄芩、黄连、大黄、神曲成枳实导滞丸,治脾胃湿热、胸闷腹痛、积滞泄泻。

配槐花、荆芥、防风、芍药、地榆,治肠风下血。

配瓜蒌、半夏、黄连成小陷胸汤,治水湿停于胸。

配大黄、厚朴成小承气汤,治破气消积。

对子宫脱垂重用枳壳 50 g 内服,或配益母草、黄芪、升麻内服。

[常用量]　枳实 1～6 g。枳壳 3～6 g。

[扩展资料]　含挥发油、新橙皮苷。

枳壳即比枳实晚收获的果实,能升血压,对子宫有收缩作用,对胃肠有增加蠕动的作用。

枳壳散(枳壳、白术、香附、槟榔)对胸腹胀满有效。

8.枸　　橘

[来源]　　　芸香科枳属植物枳的果实。野生。栽培作绿篱。长江南北均有。

[别名]　　　铁篱寨、臭橘、枸橘李、枳臭杞、野橙子。

[性味归经]　温,辛、苦。入肝、胃二经。

[功效]　　　理气止痛,疏肝理气,健胃止泻。

[应用]　　　对子宫脱垂、脱肛、睾丸肿痛、疝痛有效。

在河南、陕西、山西、青海代香橼用。

久服可对胃癌有防治作用。

[常用量]　　5～15 g。

9.香　　橼

[来源]　　　芸香科柑橘属植物枸橼和香橼的成熟果实。多栽培。长江流域均有。

[别名]　　　香园。

[性味归经]　温,辛、酸、苦。入肺、脾二经。

[功效]　　　理气,宽胸,化痰,消食,镇呕,止胁痛。

[应用]　　　治胃气痛和疝。

[常用量]　　5～12 g。

[扩展资料]　含右旋柠檬烯、枸橼苷、水芹萜。

贵州用柚、橙来代替。

10.香　附　子

[来源]　　　莎草科莎草属植物莎草的块茎。野生。我国各地均有。

[别名]　　　莎草根、三棱草根、金香附、雷公头、香头草、四头草。

[性味归经]　平,辛、微苦、甘。入三焦、肝二经。

[功效]　　　理气,解郁,调经止痛。

[应用]　　　配当归、白芍、川芎、丹参治月经不调。

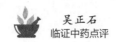

配苍术、川芎、栀子、神曲成越鞠丸,治六郁,见神志抑郁、精神不振、胸膈痞满、吞酸呕吐、饮食不消、乳房胀痛等症。

配陈皮、当归、蒲公英、赤芍,治乳痈初起。

配高良姜成良附丸,治胃脘寒凝气滞作痛。

配木香、砂仁、川朴、枳壳、郁金,治胸腹胀痛,对寒疝腹痛有效。

[常用量]　5～15 g。

[扩展资料]　含香附子醇、香附子烯,抑制子宫平滑肌收缩,提高痛阈值,达到对痛经的治疗。

11. 木　　香

[来源]　菊科植物云木香属云木香、川木香属的川木香及灰毛川木香的根。野生和栽培。多产于海拔较高山地、我国西南地区。

[别名]　广木香、云木香、青木香(土木香)、川木香(槽子木香、铁杆木香)。

[性味归经]　温,辛、苦。入肺、肝、脾三经。

[功效]　行气止痛,和胃止泻,治泄泻、呕吐。血虚津伤者不用。

[应用]　配丁香、檀香、砂仁、蔻仁、藿香、甘草成木香调气丸,治气滞宿冷、脘痛痞满。

配砂仁、陈皮、半夏、甘草、茯苓成香砂二陈汤,治脾胃虚弱、饮食、气逆所致的呕吐。

配槟榔、陈皮、枳实、山楂、大黄成木香槟榔丸,治一切食积泻痢、腹胀便闭、痢疾初起、里急后重。

配砂仁、白术、陈皮、干姜、肉豆蔻治脾虚泄泻。

配黄连成香连丸,治赤白下痢、里急后重。

为健脾、祛风、强心、祛痰、利尿、喘息、持续呃逆、呃噎要药。

补养药佐以木香醒脾健胃,有助于补养药的吸收。

[常用量]　6～12 g。

[扩展资料]　含挥发油、广木香碱、菊糖、木香烃。

老山木香原产于印度尼西亚,现在我国云南大量种植,谓广木香。

土木香为祁木香、青木香,原产于欧洲,现在我国河北安园县大量种植,性寒,味辛、苦。

12.乌 药

[来源] 樟科山胡椒属植物乌药的根。野生或栽培。分布于江苏、浙江、江西、安徽、福建、台湾、河南、湖北、湖南、广东。

[别名] 天台乌、台乌、矮樟、铜钱柴、班皮柴。浙江天台的乌药为棱形，大个，有轻有重;湖南衡山的乌药个长、小、重，香少。

[性味归经] 温,辛。入脾、胃、肺、肾四经。

[功效] 顺气宽胀,祛寒气,消食止痛。气虚内热者忌用。

[应用] 配人参、沉香、槟榔成四磨汤,治七情感伤、止气喘急、胸胀痞满、胸闷、不思饮食等气滞症状。

配神曲、山楂,治宿食不消。

配益智仁、山药成缩泉丸,治虚寒、小便频数。

配橘皮、高良姜、茴香,治一切气痛。

能芳香健胃,对胃痉挛、喘息、小儿寄生虫、充血性头痛有效。

用于外伤出血,台乌药树干皮研末,敷患处。

配香附、生姜、砂仁、木香成加味乌药汤,治痛经。

配木香、青皮、川楝子成天台乌药散,止疝痛等。

[常用量] 6～12 g。

[扩展资料] 含乌药烷、乌药醇、乌药酸。

13.川 楝 子

[来源] 楝科楝属植物川楝的果实。野生或栽培。分布于甘肃、河南、湖北、湖南、四川、贵州、云南。

[别名] 金铃子。

[性味归经] 寒,苦。有小毒。入肝、小肠、心、膀胱四经。

[功效] 除湿,止痛,杀虫,治疝气。

[应用] 配玄胡索成金铃子散,治热厥心痛。

配茴香、陈皮、马蔺花、芫花成苦楝实丸,治疝痛。

配使君子、雷丸、槟榔、蛇床子,治虫积腹痛。

治气滞型胆石症,用川楝子、木香、枳壳、黄芩、金钱草、大黄。

治鞘膜积液,配陈皮、橘核、车前子、草薢、猪苓、泽泻、通草,用10剂。

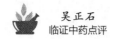

治湿热下注、睾丸肿痛,配橘核、木通、八月札。

导气汤组成:川楝子、吴茱萸、木香、小茴香。

[常用量]　3～10 g。

[扩展资料]　含川楝素,对蛔虫有麻痹作用,可以驱蛔虫、钩虫和滴虫。

外用对头癣有效。

对膀胱炎、疝气均有治疗作用。

易造成胃肠刺激性疼痛,用量宜小或不用。

14. 川　楝　皮

[来源]　川楝的树皮或根皮。

[性味归经]　寒,苦。专用于杀虫。入肝、脾、胃三经。

[应用]　内服驱蛔。

[常用量]　一般外用,适量。

15. 佛　手

[来源]　芸香科植物佛手柑的果实。栽培。产于广东、广西、云南。

[性味归经]　温,辛、苦、酸。入肺、脾二经。

[功效]　理气止痛,健脾化痰。用于肝郁气滞。

[应用]　治腹痛胸满、胁痛、咳嗽多痰(湿痰停滞)。

对胃肠神经官能症有效。

[常用量]　3～12 g。

16. 沉　香

[来源]　瑞香科植物沉香、白木香含有黑色树脂的根或节。主产于印度尼西亚、印度。

[性味归经]　温,辛、苦。入脾、胃、肾三经。

[功效]　降气纳肾,壮元阳,墜痰涎,镇呕,气逆喘促,噤口毒痢。

[应用]　阴虚火旺、气虚下陷者忌用。

温肾纳气、止喘,配附子、熟地、五味、川楝子。

黑锡丹则是以该药配阳起石、硫黄、黑锡、小茴香、补骨脂,以温中散寒。

纳气止喘用都气丸加沉香。

治胸腹痛配槟榔、台乌、丁香、紫苏、柿蒂。

治气逆喘息配半夏、葶苈子、杏仁、陈皮。

配甘草、砂仁、香附成沉香坠气散,治气滞、喘促、月经不调、小腹痛。

配木香、半夏、神曲、黄连、甘草成沉香化痰丸,治胸中多痰。

[常用量]　　1～3 g(吞服)。

[扩展资料]　较好的沉香为苏楠香进口的根部,黑红色,尝之粘牙,质重,香味浓。

沉香多为冲服、吞服,煎服失效太大,一般不用于煎剂。

17.檀　　香

[来源]　　香檀科植物檀香的木质心材。产于泰国、越南等国及我国海南省,中心材以黄色为佳。

[别名]　　白檀。

[性味归经]　温,辛。入脾、胃二经。

[功效]　　理气止痛,温中和胃。阴虚火旺者忌用。

[应用]　　治胃脘疼痛、气滞、膈噎、呕吐。

芳香止痛、止泻、止呕、止血(肾性血尿、蛋白尿患者忌用)。

紫檀不入药,为红木的一种,煮之不变红色,可鉴别,仅作木器和染料。

[常用量]　　1～6 g(多入丸剂)。

18.甘　　松

[来源]　　败酱科甘松属植物甘松香或匙叶甘松的根和根茎块。多野生。产于四川、青海。

[别名]　　甘松香。

[性味归经]　温,辛、甘。入脾、胃二经。

[功效]　　理气开郁,散寒辟恶。治腹痛,驱蛔,对因虫积而惊痫者有效。

[应用]　　止齿痛,芳香健脾,是一种香料。

有一定毒性,对流感有抑制作用。

治胃腹胀痛用甘松、香附、乌药、陈皮、肉桂、麦芽。

治食欲不振配藿香、砂仁、麦芽。

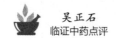

［常用量］　3～10 g。
［扩展资料］　含马兜铃酮、缬草酮、甘松香酮。
　　　　　　　对心律不齐有效,有强心作用。

19.九 香 虫

［来源］　半翅目蝽科昆虫九香虫的干燥全体。主产于贵州赤水河畔,安徽、浙江、福建、台湾、湖北、湖南、广东、广西、四川、云南等省也有产。
［别名］　瓜里春、屁巴虫、打屁虫。
［性味归经］　温,咸。入脾、肾二经。
［功效］　理气止痛,温中助阳。
［应用］　对胃寒痛、胸腹胀痛、腰膝酸痛、性神经衰弱、阳痿有效。
［常用量］　用量小,3～12 g。

20.荔 枝 核

［来源］　无患子科常绿乔木荔枝树果实的干燥种子。产于福建、四川、广东、广西。多栽培。
［别名］　离枝核、丹荔核、大荔核。
［性味归经］　温,甘、微苦。入肝、肾二经。
［功效］　散滞气,散寒,辟寒邪,消肿痛。治疝气、睾丸肿痛、脘腹痛、瘰疬。
［应用］　配大茴香、小茴香、沉香、川楝子、木香成荔枝散,治疝气、睾丸肿大。
　　　　　配香附等成蠲痛散,治痛经。
　　　　　收敛止痛,消炎镇咳,可治胃痛、肠疝痛、睾丸炎。
［常用量］　3～15 g。

21.薤 白

［来源］　百合科植物野薤和小根蒜的干燥鳞茎。野生。全国各地均产,以江苏、浙江产出者为佳。
［别名］　野白头、野白、苦蒜头、小蒜、独蒜。
［性味归经］　温,辛、苦。入大肠、肺二经。

[功效]　　　温中通阳,下气散结。

[应用]　　　用于胸中刺痛,配瓜蒌仁、白酒成瓜蒌薤白酒汤,治胸痹喘、胸背痛、短气。

　　　　　　配半夏、甘草、人参、麦冬,成薤白汤,治产后胸中烦闷、逆气。

　　　　　　该药配四逆散成薤白四逆散治附件炎。

　　　　　　配黄柏治赤痢。

　　　　　　用于心绞痛,用薤白、瓜蒌、郁金、当归、赤芍、丹参、生槐花、红花、白檀香;用薤白、三棱、赤芍、红花、玄胡索、降香、鸡血藤,治急性心绞痛。

　　　　　　外用治火烧伤。

　　　　　　治慢性支气管炎,吞服,一日3次。

[常用量]　　5～15g。

22.柿　　蒂

[来源]　　　柿树科植物柿的干燥宿萼(果蒂)。主产于广东、河南、山东、四川、福建等地。

[别名]　　　柿萼、柿盖。

[性味归经]　温,苦。入胃经。

[功效]　　　温中下气,降逆治呕。

[应用]　　　配丁香、人参、生姜成丁香柿蒂汤,治胃中寒湿、气滞呃逆、呕吐。

　　　　　　配丁香、姜成丁香柿蒂散,治寒呃、噫气。

　　　　　　还可治夜尿症。

[常用量]　　3～15g。

23.八　月　札

[来源]　　　木通科植物三叶木通、白木通的果实。野生及栽培。主产于江苏、浙江、安徽等。

[别名]　　　预知子、八月瓜、八月炸、压惊子、冷饭包、腊瓜、玉支子。

[性味归经]　甘,寒。入肝、脾、肾三经。

[功效]　　　疏肝理气,健脾,和胃,益肾。

[应用]　　　治输尿管结石。

　　　　　　治肠胃胀闷。

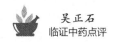

治淋巴结核,配金樱子、海金沙、天葵子。

[常用量]　　10～15 g。

[扩展资料]　含脂肪油、吡喃葡萄糖、吡喃鼠李糖和吡喃阿拉伯糖-常春藤皂苷等。

理气药小结

A. 根据气滞类型选药。

a. 脾胃气滞:选用半夏、陈皮、枳实、厚朴、桑叶。

b. 肝气郁结:选用香附、枳壳、青皮、台乌、甘松。

c. 肺气不舒(症见咳嗽胸闷,治以降气平喘、宽中):选用沉香、厚朴、檀香。

B. 根据寒热选药。

a. 气滞属热:选用枳实、川楝子。

b. 气滞属寒:选用沉香、台乌。

C. 根据病变部位选药。

a. 胸背痛:选用薤白、枳实。

b. 胁痛:选用橘络、川楝、青皮、九香虫、枳壳。

c. 胃脘痛:选用香附、木香。

d. 膀胱痛:选用木香、台乌。

e. 小腹痛:选用沉香、川楝、橘核、荔枝核、茴香。

D. 根据气滞并发症选药。

a. 胸腹痛伴有腹泻:选用木香。

b. 胸腹痛伴有肠鸣:选用台乌。

c. 胸腹痛伴有抑郁、烦闷不安:选用香附。

d. 胸腹痛伴有月经不调:选用香附。

e. 胸腹痛伴有痰多:选用陈皮、花红。

f. 胸闷嗳气:选用香橼、柿蒂、枳壳、佛手。

注意点:

a. 不宜久煎;

b. 芳香药宜后下;

c. 宜配滋阴药,以免伤精耗阴。

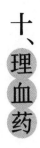

十、理血药

凡能治疗血分疾病的药物,称为理血药。

血分疾病可分为血热、血虚、血瘀、血溢四类。

治疗时,血虚宜补血、血热宜凉血、血瘀宜行血、血溢宜止血。

其中,补血药列入补养药,清热凉血药列入清热药中,本章只列止血药和活血祛瘀药。

（一）止 血 药

A. 止血机制:

a. 作用于凝血进程,可缩短凝血时间,如白及、小蓟、仙鹤草、茜草;

b. 局部使血管收缩,可缩短出血时间,如三七、血余炭、藕节。

B. 加工对药性功能的改变:

a. 炒炭后加强止血功效,如茜草、槐花、莲蓬;

b. 炒炭后对止血效果不好,如小蓟、侧柏叶。

C. 分类:

a. 凉血止血药有槐花、槐角、白茅根、侧柏叶、大小蓟。药源广泛,用于血热妄利、热迫血外行的症候,出血量多,血鲜红或深红,有时虽有紫暗色但无血块,血黏稠,苔薄黄,脉数,烦渴,发热等症。

b. 收敛止血药有地榆、仙鹤草、白及、藕节、棕榈炭,没有瘀血才能用。

c. 温血止血药有艾叶、灶心土,用于虚寒证出血,症见血色暗淡,量或多或少,伴随症状,脾虚气弱,神疲少力,面色白或暗灰,舌淡,脉细无力。

d. 化瘀止血药有三七、蒲黄、茜草、花蕊石、血余炭,多用于出血伴有瘀血,化瘀与止血是相辅相成的。色暗有血块,伴有疼痛,舌紫暗有瘀,如宫外孕,产后恶露不尽,多用此法。

1. 白 茅 根

[来源]　　禾本科白茅属白茅的根。野生。全国各地均有分布。断面中心黄,外圈车轮状白色。

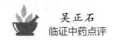

[别名]　丝茅草、茅草、茅草根、黄茅。

[性味归经]　寒，甘（白茅花性温，味甘）。入心、脾、胃三经。

[功效]　凉血止血，清热利尿。

[应用]　治麻疹口渴，用白茅根 30 g。

治鼻衄，用白茅根 30 g。

治吐血配生荷叶、侧柏叶、藕节、黑豆。

治尿血配小蓟、藕节、栀子。

治水肿尿少、热淋，大剂量煎用或配芦根。

治急性肾炎，用鲜白茅根 30～60 g。

治热病烦渴、肺热咳嗽、高血压、胃热呕吐均可用。

[常用量]　10～30 g。

[扩展资料]　含葡萄糖、果糖、钾盐、有机酸。

对急性肾炎可利尿消肿，使尿蛋白、红细胞转阴性。

白茅花用于鼻出血、咯血、吐血和肝功能不佳所致的各种出血。

2. 大　　蓟

[来源]　菊科蓟属植物大蓟根和全草。野生。全国都有分布。根有分叉。伪品为苦芙刺，中有白粉毛，主根独一根。

[别名]　大刺儿菜、大刺盖、老虎刺、老虎脷、山萝卜、刺萝卜、牛喳口、母鸡刺、大恶鸡婆、山老鼠、刺蓟、铁刺艾、野刺菜。

[性味归经]　凉，甘。入肝经。

[功效]　凉血止血，散瘀消肿，降压。

[应用]　配侧柏叶、薄荷、荷叶、茜草根、白茅根、栀子、大黄、牡丹皮、棕榈皮、小蓟、莱菔汁成十灰散，治虚劳、心肺损伤、出血。

配生地黄、滑石、通草、蒲黄、藕节、淡竹叶、生栀仁、甘草成小蓟饮，治下焦结热、尿血成淋。

治吐血、上消化道出血，用大蓟根、白糖、香料。

治咯血，配荷叶、藕节、白茅根。

治功能性子宫出血，配小蓟、茜草、炒蒲黄、女贞子、旱莲草。

治产后流血不止，配杉木炭、百草霜。

治慢性肾炎，配中华石荠苧、积雪草、兖州卷柏、车前子。

[常用量]　10～30 g。

[扩展资料] 含生物碱,有持久降压作用。对乳腺炎、肝炎、疮毒痈肿,外用均可。

治副鼻窦炎,用鲜大蓟根一把、两个鸡蛋共煮,吃蛋和喝汤。

3. 小　　蓟

[来源] 菊科刺儿菜属植物小蓟根和全株。野生。为全国常见的杂草。

[别名] 刺角菜、刺儿菜、蓟蓟菜、曲曲菜、青青菜、白鸡角菜、小鸡角菜、小牛扎口、野红菜。

[性味归经] 凉,苦、甘。入肝经。

[功效] 凉血止血,与大蓟相仿但力逊,而且专走下焦,对血尿、功能性子宫出血、外伤出血有效。

[应用] 治尿痛、尿血,配生地黄、藕节、炒蒲黄、滑石、当归、木通、栀子、甘草、淡竹叶成小蓟饮子,每次 100 ml,水煎服,口服两次。

治传染性肝炎,用小蓟 50 g。

治功能性子宫出血,用小蓟 50 g。

以治肾炎、血尿为主,配藕节、蒲黄、生地黄、栀子、木通。肉眼血尿加琥珀、地锦草,若有高血压加荠菜花。

[常用量] 10～30 g。

[扩展资料] 含胆碱、生物碱。

能升血压(煮沸不影响功效),对心脏有兴奋作用。

有镇静作用,对甲醛性关节炎有一定消炎作用。

4. 槐　　花

[来源] 豆科槐属植物槐树的花蕾。野生或栽培。我国北方常见。

[别名] 金药树、护房树、豆槐、槐米。

[性味归经] 平、微寒,苦。入肝、大肠二经。

[功效] 凉血止血,清热(走下焦),清肝明目。

[应用] 治吐血、便血、尿血、崩漏、痔疮出血,配生地黄、苦参、地榆、炒荆芥。

配荆芥、侧柏叶、炒枳壳成槐花散,治肠风下血。

配牡蛎治妇女赤白带。

配棕榈炭治血崩。

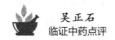

[常用量]　　　6～15 g。
[扩展资料]　　含芦丁(芸香苷)，花蕾含量多。含维生素 B，能防止脑出血。
　　　　　　　痔疮出血用槐花、白茅根、地榆炭、仙鹤草。

5. 槐　　角

[来源]　　　　豆科槐属植物槐树的果实。产地同槐花。
[别名]　　　　槐豆、绿槐角、槐实。
[性味归经]　　微寒，味苦。入肝经。
[功效]　　　　作用同槐花，但性偏下降，催生堕胎，孕妇勿用！
[应用]　　　　治痔疮肿痛，配地榆、黄芩、苦参、白矾。
　　　　　　　治高血压病，配旱莲草、桑葚、女贞子。
[扩展资料]　　槐角含芦丁、槐酚。
　　　　　　　能使血糖一过性增高，使红细胞减少。
　　　　　　　泻热作用强，止血作用差。

6. 侧　柏　叶

[来源]　　　　柏科侧柏属植物侧柏的枝叶。为我国特产，除新疆和青海外
　　　　　　　均有。
[别名]　　　　扁柏、香柏、柏树、柏子。
[性味归经]　　微寒，苦、涩。入肺、肝、大肠三经。
[功效]　　　　凉血止血，清肺止咳，养肝肺阴。治肺热咳嗽。
[应用]　　　　配生地黄、荷叶、艾叶治吐血、鼻出血。
　　　　　　　配椿根皮、白术、白芍、黄连、黄附、白芷成侧柏叶椿皮散，治赤
　　　　　　　白带。
　　　　　　　配当归、沙参治脱发。
　　　　　　　配黄芩、桔梗、苍术、黄芪、甘草、穿山龙治气管炎。
[常用量]　　　10～30 g。
[扩展资料]　　含松柏苦味素、侧柏酮、槲皮苷。
　　　　　　　可松弛气管平滑肌。

7. 地　　榆

[来源]　　　　蔷薇科地榆属植物地榆的根。野生。全国各地田边灌丛都有。

[别名]　黄瓜香、山枣子、枣儿红、玉札。伪品为虎杖(酸汤杆)。

[性味归经]　微寒,苦、酸。入肝、肾、大肠、胃四经。

[功效]　凉血止血,收敛止血。治各种出血、痢疾、慢性胃肠炎,外用治烧伤。

[应用]　配当归、阿胶、黄连、诃子肉、木香、乌梅成地榆丸,治血痢。

配蒲黄、白芍、当归、侧柏叶、熟地、鹿角胶成地榆散,治崩漏。

配乌贼骨、白头翁、党参、莲子、芡实、山萸、盐柏、山药、当归、金银花,变通白头翁汤,治功能性子宫出血。

配紫草、当归、甘草、冰片成油膏,治烧伤。

配野跖草、大蓟、车前草,治白带。

治肠伤寒配白花蛇舌草,煎服。

治宫颈糜烂用地榆炭、枯矾、磺胺加白及成糊剂,外用。

[常用量]　10~20 g。

[扩展资料]　含地榆皂苷、鞣质。对大便出血、皮肤黏膜出血、湿疹出血有效。

治烧伤用地榆100份、大黄10份、黄连5份,外用。

8.仙 鹤 草

[来源]　蔷薇科龙芽属植物龙芽草的全草或地下冬芽。野生。主产于江苏、浙江、福建、贵州,全国山野均有分布。

[别名]　龙芽草、脱力草、狼牙草、金顶龙牙、黄龙尾、毛脚菌。

[性味归经]　微平,苦、涩。入肺、脾、胃、大肠四经。

[功效]　收敛止血,杀虫止痢。冬芽驱虫。

[应用]　配鲜旱莲草、侧柏叶,治肺结核咯血。

配阿胶、藕节,治咯血、吐血。

配人参、黄芪、当归、甘草,治血崩。

配贯众、白果,治赤白带。

配槐花、地榆,治大便出血。

配白茅根,治咯血。

配地榆,治肠胃炎、痢疾。

用仙鹤草的冬芽,治绦虫。

配青蒿,对疟疾有抑制作用。

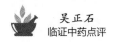
用龙芽草的冬芽加白芷外用,治阴道滴虫。

外用对疗疮和炎症、外痔有效。

[常用量]　6～15 g。

[扩展资料]　含仙鹤草素、仙鹤草内酯、维生素 C、维生素 K、鞣质。

可促进血小板生成,加速凝血,再加上含鞣质和维生素 K,故有较好的止血作用。

冬芽含仙鹤草芽酚有驱虫(绦虫)作用,作用于头节。

仙鹤草具有强心作用,能调整心率,降低血糖。

9. 白　　及

[来源]　兰科白及属植物白及或狭叶白及的块茎。野生或栽培。主产于贵州、四川、云南、陕西、甘肃、湖南、浙江。

[别名]　白根、地螺丝、白鸡、白鸡娃、连及草、羊角七。

[性味归经]　微寒,苦、甘。入肺经。

[功效]　补肺,生肌,止血,化痰。胃有实火忌服。

[应用]　配金银花、山甲、乳香、皂角刺成内消散,治痈疽发背。

配川贝、百合,治肺结核咯血。

配海螵蛸、三七、仙鹤草、地榆,治咯血。

配桔梗、牛蒡子、川贝、枇杷叶、三七,治肺咳脓血。

配煅石膏外用,治刀斧损伤。

配地榆、黄芩、青黛、藕节、生地黄、阿胶,治吐血、咯血。

外用治手足皲裂。

[常用量]　5～15 g。

[扩展资料]　含黏液、挥发油。

动物实验表明其止血作用好和对异体反应小。

对结核菌有抑制作用。

反乌头。

10. 棕　　榈

[来源]　棕榈科棕榈属植物棕榈和棕树的叶或鞘片的纤维。棕榈子也可入药。主要栽培于我国西南、南部、东部地区。

[别名]　棕皮树、棕树、陈棕、棕板、棕骨。

[性味归经]	平,涩。入肝、肺二经。
[功效]	收敛止血。
[应用]	对各种出血可用。
	配血余炭、荷叶,可治功能性子宫出血。
[常用量]	6～20 g。
[扩展资料]	含鞣质。
	其根与果实功能同纤维。
	其叶和花有降压作用。

11.藕　　节

[来源]	睡莲科莲属植物莲的根状茎,藕的节部。
[别名]	藕节边。
[性味归经]	平,甘、涩。入心、肝、肾三经。
[功效]	消瘀止血。
[应用]	对吐血、衄血、咯血、便血、尿血、血痢、功能性子宫出血、血小板减少性紫癜有效。
	炒炭药效更好。
[常用量]	6～30 g。

12.艾　　叶

[来源]	菊科艾属植物艾的叶。栽培或野生。全国大部分省有。
[别名]	家艾、艾蒿。
[性味归经]	温,苦、辛。入肝、脾、肾三经。
[功效]	温经止血,散寒止痛,安胎,逐湿调经。
[应用]	配阿胶、川芎、甘草、当归、白芍、熟地黄成胶艾汤,治妇人漏下,安胎。
	配吴茱萸、香附、当归、白芷、益母草,治子宫虚寒不孕。
	配侧柏叶、生地黄、荷叶成四生丸,对血热妄行的出血有效。
	外用配花椒、地肤子、白鲜皮,治皮肤瘙痒。
	配菟丝子、桑寄生、当归、续断(寿胎丸加减),治先兆流产。
[常用量]	3 g。一般外用。
[扩展资料]	含挥发油桉叶烷、维生素 A、维生素 B、维生素 C、维生素 D、侧

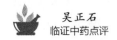

柏酮。

口服少量可增进食欲,多量会引起胃肠之急性炎症,大剂量会中毒。

实验证明其有平喘、镇咳、祛痰、消炎作用。

本品捣绒可做灸法。

13. 灶 心 土

[来源]　　烧杂草或木柴的土灶灶底的焦黄土。

[别名]　　伏龙肝。

[性味归经]　微温,辛。入脾、胃二经。

[功效]　　温中止血,止呕,止泻。治虚寒性吐血、便血、崩漏、胃寒呕吐、妊娠恶阻。

[应用]　　温中止血用黄土汤,为虚寒性止血的代表方。

用于温中止呕,妊娠恶阻,配陈皮、半夏、竹茹。

治虚寒腹泻配理中汤。

[常用量]　30～50 g。

[扩展资料]　含硅酸、硫酸铁、铝、镁。

布袋包先煎,煎汤代水。

14. 三 七

[来源]　　五加科人参属植物三七的根。栽培。主产于云南、广西、贵州、湖北,以云南文山为著。

[别名]　　田七、滇七、参三七、汉三七、金不换、旱三七、山漆。

[性味归经]　温,甘,微苦。入肝、胃二经。花性凉,味甘。清热,平肝降压。

[功效]　　化瘀止痛,消肿止痛。

[应用]　　配代赭石、赤石脂、白芍,治吐血。

配阿胶、旱莲草,治血崩。

配花蕊石、血余炭,治吐血、衄血、便血。

配当归、生地黄,治血痢腹痛。

对跌打损伤,外用内服均可。

更年期崩漏用黄芪、当归、桑叶、菊花、三七。

为止血药,是云南白药的主药。

治产后腹痛,单味吞服。

治急性坏死性节段性肠炎可内服。

对瘀痛型消化溃疡用当归、桃仁、玄胡、赤芍、失笑散、乳香、没药,煎服。

[常用量]　3～12g。一般吞服。

[扩展资料]　含三七皂苷、黄酮苷。黄酮苷可增加冠状动脉血量,减少心肌耗氧量,并对抗垂体后叶素所致的血压上升,紧缩冠状动脉。

对实验性关节炎有治疗作用。

对血凝有效,促进肝糖积累。

伪品为莪术(外表可见环节,内现棕红色,味苦辛,有姜香味)。

15. 蒲　黄

[来源]　香蒲科植物香蒲属水烛的花粉。野生。全国大部分地区有。

[别名]　毛蜡烛、香蒲、蒲草、蒲花、水蜡烛、草蒲黄、蒲棒头花。

[性味归经]　平,甘。入肝、脾、心包三经。

[功效]　生用性滑,行血,消瘀止痛。炒用活血化瘀止血。

[应用]　用于痛经、产后枕头痛、瘀血胃痛、跌打损伤,炒用治各种出血,外用于口舌生疮。

配五灵脂成失笑散治心腹痛、产后枕痛、血晕、小便不利、血崩、经痛。

配冬葵子、生地黄成蒲黄散,治膀胱经热、血淋。

配熟地、侧柏叶,治功能性子宫出血。

配茜根,内治慢性肠炎所致的便血。

[常用量]　3～10g(包煎)。

[扩展资料]　含黄酮苷、挥发油。

对子宫有收缩作用。

16. 茜　草

[来源]　茜草科茜草属植物茜草的根。野生。全国山坡阴湿处均有。

[别名]　锯锯藤、拉拉秧、活血草、红茜草、四轮草、挂拉豆、红线草、小血藤、进山红、茹藤、血见愁、地红(忌铁)。

[性味归经]　微寒,苦。入肝经。

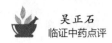

[功效] 祛瘀生新,凉血止血。

[应用] 配桃仁、红花、益母草,治闭经。

配当归、白芍、生地黄,治各种出血。

治肠炎用茜草50g,煎水洗脚。

配当归、熟地、白芍、川芎、香附成茜根汤,治吐血、咯血。

配地榆、黄芩、黄连成茜根散,治多热下血。

配阿胶、侧柏叶、生地黄,治崩漏。

配三七、花蕊石、血余炭成化血丹,治吐血。

[常用量] 3～15g。

[扩展资料] 含茜草酸、紫茜素。

能缩短血液凝固时间,有镇咳及祛痰作用。

17.血 余 炭

[来源] 人发煅成炭。外观金属反光,掷之有金属声。

[别名] 血余、人发炭、头发炭。

[性味归经] 微温,苦。入心、肝、肾三经。

[功效] 治各种出血。

[应用] 治鼻出血配生地黄。

治功能性子宫出血、便血配鸡冠花、侧柏叶。

[常用量] 1.5～3g。

[扩展资料] 主要为炭素。

18.花 蕊 石

[来源] 为一种含蛇纹石、大理岩石,硫黄矿边缘多见。主产于山西、江苏、陕西、河南、浙江、山东。

[别名] 花孔石、白云石。

[性味归经] 平,涩,酸。入肝经。

[功效] 化痰止血,化瘀。

[应用] 配降香外用治出血。

花蕊石散(《十药神书》)治五内崩损、喷血不止。

可治妇女血晕、胞衣不下。

[常用量] 3～15g。

[扩展资料]　含钙、镁及少量的铁、铝。

　　　　　　很少入煎剂。

19. 刺 猬 皮

[来源]　　　脊椎科动物刺猬的干燥外皮。全国大部分地区有分布。

[别名]　　　毛刺皮、猬鼠皮、刺鱼皮。

[性味归经]　平,苦、甘。入胃、大肠二经。

[功效]　　　化瘀止血,止痛,疏逆滞。

[应用]　　　对痔血、肠风便血、肝胃气痛有效。

　　　　　　配磁石、肉桂、鳖甲成刺猬散,治肛门脱出不收。

　　　　　　治乳腺炎配穿山甲等。

[常用量]　　6～15 g。

[扩展资料]　为野生动物,现少用。

止血药小结

应用要点:

a. 根据寒热、虚实用药。寒证选用艾叶、伏龙肝、炮姜;热证因为肺胃炽热、小肠积热,造成血热妄行,可选用侧柏叶、槐花、大小蓟炭、茜草炭;实证选用清热凉血药同用栀子、犀角、赤芍、牡丹皮,伴有出血用清降法选用化瘀止血药,三七、蒲黄、花蕊石;阴虚阳亢用养阴药配阿胶、熟地、旱莲草、龟板;气虚不能摄血,用补气药如黄芪、党参、白术;大出血用大补元气的人参抢救。

b. 根据出血部位选用药。鼻衄选用白茅根、栀子;肺胃出血选用白及、藕节、侧柏叶、茜草;便血选用槐花、地榆、刺猬皮;尿血选用蒲黄、小蓟、荠菜;崩漏选用血余炭、棕炭、乌贼骨;各种出血可选用三七、仙鹤草。

c. 根据出血原因选用药。肝气上逆吐血、咯血必须平肝止血,选用石决明、栀子、降香、珍珠母;收敛止血药在有瘀血时不用,而活血化瘀止血法在无瘀血时不能用。

（二）活血祛瘀药

　　活血祛瘀药具有流通血脉(活血)、祛除瘀血的作用。适用于痛经、闭经、产

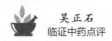

后血瘀、癥瘕、跌打损伤、痈疽,以及一切瘀血阻滞之证。

大多数这类药物不适用于月经过多,对孕妇禁用。

和血药:川芎、丹参、鸡血藤。

行血药:泽泻、红花、桃仁、五灵脂。

破血药:三棱、莪术、水蛭、虻虫。

1. 川　芎

[来源]　　　伞形科藁本属植物川芎的根状茎。在四川为细叶川芎,温江大量种植,青城山育苗,贵州为大叶川芎,都有栽培。

[别名]　　　芎藭、抚芎(江西)、西芎、秦芎、茶芎。

[性味归经]　温,辛。入肝、胆、心包三经。

[功效]　　　以祛风止痛、活血行气为主。能长肉排脓,治半身不遂。

[应用]　　　配当归、白芍、生地黄成四物汤,治血虚、痛经。

配细辛、白芷、羌活、防风、荆芥、薄荷、甘草成川芎茶调散,治风寒头痛、感冒、偏正头痛。

配川乌、细辛、威灵仙、独活、秦芎,治风湿痹痛。

配薄荷、菊花、茶叶、荆芥、蔓荆子,治风热头痛。

配南星、僵蚕、白附子,治风湿性偏头痛。

配天麻治头风眩晕、胸膈痰饮。

配白芷、茜草、黄芪、金银花、生地黄,排脓生肌,消肿。

治化脓性副鼻窦炎用川芎、白芷、细辛、薄荷、辛夷、黄连、黄芩。

对肝郁、气郁胸胁有作用,治血瘀头痛、神经性头疼,用血府逐瘀汤加全虫。

[常用量]　　5～15 g。

[扩展资料]　含挥发油、川芎内酯、阿魏酸、维生素 E。

能刺激子宫收缩,大剂量可使收缩停止。

有降压作用,大剂量对平滑肌有抑制作用。

对脑出血、月经过多、出血性疾病、阴虚失眠不用,改用丹参。

2. 延　胡　索

[来源]　　　为罂粟科紫堇属植物延胡索、东北延胡索、齿瓣延胡索的块茎。多栽培。主产于浙江及我国东北地区。

[别名]　　　　元胡、玄胡。

[性味归经]　温,微辛。入肺、肝、脾三经。

[功效]　　　活血散瘀,理气止痛。治月经不调、癥瘕、扑损。

[应用]　　　治胸胁痛、胃脘痛配川楝子、五灵脂、乳香、没药。

　　　　　　　治胃脘痛配高良姜、香附。

　　　　　　　治产后恶露不净配当归、桂心。

　　　　　　　治月经痛配当归、白芍、川芎、香附。

　　　　　　　治胁痛配川楝子,成金铃子散。

　　　　　　　治跌打伤痛配桃仁、红花、乳香、没药。

　　　　　　　治小腹痛配小茴香、葫芦巴子。

[常用量]　　6～20 g。

[扩展资料]　含生物碱、延胡索素。

　　　　　　　有镇痛、镇静作用。

　　　　　　　有轻度实验性粥样硬化作用。

　　　　　　　醋炒使延胡索生物碱溶解度增大,酒炒使部分生物碱被破坏。

3.郁　　金

[来源]　　　姜科姜属植物郁金、姜黄、莪术的块根。产于四川、江西、广东、
　　　　　　　广西、浙江、台湾等地。

[别名]　　　郁金的块根:玉金、白丝郁金、黑玉金、温郁金(浙江称谓)。

　　　　　　　姜黄的块茎:黄丝郁金、黄玉金、川郁金、广郁金。

　　　　　　　莪术的块根:绿丝郁金、绿玉金、广郁金。

[性味归经]　寒,辛、苦。入心、肺、肝三经。

[功效]　　　活血行气,凉血清心,疏肝解郁。无瘀不用。

[应用]　　　配胆汁、番泻叶、当归、生地黄、童便,治怒气伤肝、吐血、鼻衄。

　　　　　　　配木香、延胡索、青皮、香附、川芎、白芍,治胸胁痛。

　　　　　　　配当归、川芎、香附、白芍,治月经不调、痛经。

　　　　　　　配生地黄、牡丹皮、栀子,治各种出血。

　　　　　　　配柴胡、当归、白芍、香附,治痛经和肝胃不和气痛。

　　　　　　　配川贝、天竺黄、朱砂、白矾成白金丸,治癫痫、失心癫狂。

　　　　　　　对湿温病所致的神昏(如流脑),可配蒲黄。

[常用量]　　3～15 g。

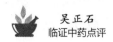

[扩展资料] 含 6% 的挥发油,含姜黄烯、樟脑、莰烯、倍半萜烯。

有利胆作用,对肝炎、胆石症、肝区疼痛可用。

广西郁金是莪术。

4. 丹　参

[来源] 唇形科鼠尾草属植物丹参的根。野生。主产于河北、安徽、江苏(黑色,小)、四川(长,大,红色),全国大部分地区均有。贵州兴义专产。

[别名] 红根、紫丹参、大红袍、血参根、血山根、红丹参。

[性味归经] 微寒,苦。入心、肝二经。

[功效] 祛瘀生新,活血调经,清心养血。

[应用] 配当归、桃仁、红花、牛膝、益母草,治月经不调。

配三棱、莪术,治癥瘕。

配生地黄、麦冬、黄连、酸枣仁、五味子,治心烦失眠。

配赤芍、川芎、红花、降香、玄参、苦丁茶、玉竹、党参,治心绞痛。

配当归、菖蒲、降香、细辛成复方参香片,治心绞痛。

配降香成丹参注射液。

早期肝硬化用丹参、桃仁、生地黄、大黄、土鳖虫、党参、黄芪、鳖甲,能改善肝功能,妇女月经期不用。

血栓性脉管炎用丹参、金银花、赤芍、土茯苓、当归、川芎。

宫外孕(包块型)用丹参、赤芍、乳香、没药、桃仁、三棱、莪术。

治轻型心绞痛,配砂仁、檀香、蒲黄、五灵脂、玄胡、郁金。

[常用量] 6～15 g。

[扩展资料] 含丹参酮、隐丹参酮。

有镇痛作用。可治神经衰弱之失眠。

近年来用于治疗再生性不良性贫血、粒细胞缺乏症。

忌铁,忌醋,反藜芦。

5. 乳　香

[来源] 橄榄科植物乳香树的树脂,均为进口。产于非洲红海沿岸各国及印度、土耳其、利比亚。

[别名] 滴乳香。

[性味归经] 温,苦、辛。入肝、心二经。

[功效] 活血止痛,舒筋活络。为伤科要药、外科止痛药。

[应用] 治跌打损伤,痈疽肿痛,常配没药、血竭、当归、红花、丹参。

治痈毒肿痛,配没药、雄黄、麝香。

治风湿痹痛,配没药、地龙、川乌、当归、羌活、独活、威灵仙、寄生,加小活络丹。

配金银花、当归、白芷、贝母、没药,治肿毒初起。

配没药、赤芍、牡丹皮、白芷、生地黄、甘草成乳香定痛散,治跌打损伤。

配没药、五灵脂、牛膝、延胡索、当归,治血滞、经闭、产后恶露不尽。

在膏药、丹药中加入乳香,有活血止痛、消肿生肌之效。

配没药、儿茶、沉香、土别成定痛七厘散。

[常用量] 3~12 g(包煎)。

[扩展资料] 含乳香脂酸、乳酸脂烃、乳香次酸和挥发油。

镇咳,镇痛,通经。

6. 没　药

[来源] 橄榄科植物没药属的树根,均为进口。产于非洲东南部及也门等。

[别名] 末药。

[性味归经] 平,苦。入肝、心二经。

[功效] 行气散血,消肿定痛,生肌敛疮。孕妇慎用。为伤科要药、外科止痛药。

[应用] 配乳香成海浮散,外用止痛、消肿、生肌。

配当归、玄胡、赤芍,治产后恶露不尽、腹中攻痛。

配乳香、赤芍、当归、自然铜,治打扑内伤、筋骨疼痛。

没药止痛,乳香止痰。

[常用量] 3~12 g(包煎)。

[扩展资料] 含没药酸、没药次酸、酚性树脂。

7. 益 母 草

[来源] 唇形科益母属植物益母草的全草和果实入药。栽培和野生。

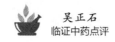

全国均有。

[别名]　　　　坤草、益母艾、田芝麻、红花艾、三角胡麻、四愣子棵。

[性味归经]　　微寒,辛、苦。入心包、肝二经。

[功效]　　　　祛瘀生新,活血调经。可治月经不调、产后血晕、腹痛,利尿。

[应用]　　　　治月经不调、痛经、闭经、子宫恢复不全,配鸡血藤、白芍。

　　　　　　　配当归、白芍、甘草成泽兰汤,治血虚有火、月经耗损、潮热。

　　　　　　　配防风、石韦治产后水肿、血虚水肿(此时量宜大)。

　　　　　　　治产后腹痛、子宫复旧不良,配当归、蒲黄、川芎、山楂。

　　　　　　　治流产后胎盘残留,配当归、川芎、红花、炮姜、艾叶、熟地、牡丹

　　　　　　　皮,成加味生化汤,重症一日二剂。

　　　　　　　治生殖功能低落,用嫩益母草、大枣、鱼鳔胶服。

[常用量]　　　10～20 g。

[扩展资料]　　含益母草碱,能收缩子宫,利尿。

　　　　　　　开花期的益母草含益母草碱最少。

　　　　　　　有降压作用,可用于急、慢性肾炎水肿。

　　　　　　　对瘀血性水肿有效。为妇科要药。

8.茺　蔚　子

[来源]　　　　唇形科益母属植物益母草的种子。

[别名]　　　　小胡麻、三角子。

[性味归经]　　微温,辛、甘。入心包、肝二经。

[功效]　　　　活血,调经,明目。血虚无瘀者、瞳孔散大者忌用。

[应用]　　　　对肝热目赤肿或生翳膜有效。

　　　　　　　配泽泻、枸杞、青葙子、枳壳、生地黄、麦冬、细辛、石决明、车前

　　　　　　　子、黄连成茺蔚子丸,治肝气目昏眩,有翳。

　　　　　　　可利尿、降压,有对抗肾上腺素作用。

[常用量]　　　10～30 g(包煎)。

[扩展资料]　　含油质、亚麻酸、油酸和维生素 A 等。

　　　　　　　能收缩子宫。

　　　　　　　其调经作用同益母草。

9.红　　花

[来源]　　　　菊科植物红花的干花。栽培。主产于河南、河北、四川、云南、

浙江。原产于埃及。

[别名]　　　红黄花、草红花、川红花。

[性味归经]　温,辛。入心、肝二经。

[功效]　　　破瘀生新,活血止痛,消肿通经。

[应用]　　　配桃仁、当归、川芎、生地黄、赤芍成桃红四物汤,治痛经、闭经、
　　　　　　　产后恶露腹痛。

　　　　　　　配桃仁、三棱、莪术,红花大量使用可治癥瘕。

　　　　　　　配桂枝、茯苓、牡丹皮、赤芍、桃仁成桂枝茯苓丸,治附件炎。

　　　　　　　配皂角刺、鳖甲、红藤、冬瓜仁等,治附件炎。

　　　　　　　配桃仁、当归、柴胡、天花粉、穿山甲、大黄、甘草成复元活血汤,
　　　　　　　治跌打损伤、瘀血肿痛、胁痛。

　　　　　　　配麦冬、党参、法夏、山药、丹参、桃仁成加味麦门冬汤,治倒经。

　　　　　　　治子宫肌瘤(石瘕)和卵巢囊肿(肠蕈)用桂枝茯苓丸加黑丑、
　　　　　　　芫花。

　　　　　　　治冠心病、心绞痛配川芎、赤芍、降香、丹参。

[常用量]　　3～12g。

[扩展资料]　含黄酮衍生物、红花苷、异红花苷、红花苄色。

　　　　　　　对子宫有收缩作用,作用随药量而加强,尤对孕子宫。对肠道
　　　　　　　也有兴奋作用。

　　　　　　　有持久降压作用。

　　　　　　　小剂量对心脏有兴奋作用,大剂量则有抑制作用。

10.藏 红 花

[来源]　　　鸢尾科植物番红花的雌花柱头(放在水中有红线,自上而下散
　　　　　　　开)。产于阿富汗、伊朗、希腊、西班牙、俄罗斯。我国主产于上
　　　　　　　海崇明岛。

[别名]　　　西红花、番红花。

[性味归经]　平,甘。无毒。入心、肝二经。

[功效]　　　养血功用强,祛瘀力小,镇静化斑,透麻疹。

[应用]　　　对温热并入营分,热毒斑疹,用量1～10g。

　　　　　　　堕胎作用强!

[常用量]　　1.5～10g。

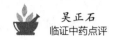

［扩展资料］　含番红花苷、番红花苦苷,对子宫平滑肌有兴奋作用,对呼吸系统有兴奋作用,可降压。

11.桃　　仁

［来源］　　　蔷薇科樱桃属植物桃的种仁。栽培或野生。主产于四川、陕西、山东、河北,全国普遍有产。
［别名］　　　光桃仁、皮桃仁。
［性味归经］　平,苦、甘。入心、肝二经。
［功效］　　　破血行瘀,润燥滑肠,活血排脓。
［应用］　　　治血滞经闭配红花、丹参、牛膝、香附。
　　　　　　　治跌打损伤配红花、丹参、天花粉煎服。
　　　　　　　配千金苇茎汤治肺痈。
　　　　　　　配大黄牡丹皮汤治肠痈。
　　　　　　　配火麻仁、郁李仁,通便。
［常用量］　　3～15 g。
［扩展资料］　含苦杏仁苷、维生素 B_1、苦杏仁酶、脂肪油。
　　　　　　　苦杏仁苷水解后产生氨氰酸,不能用太大量。

12.怀　牛　膝

［来源］　　　苋科牛膝属植物牛膝的根。栽培为主。以河南怀庆县产为最佳(根土黄色)。
［别名］　　　牛髁膝、山苋菜、红牛膝、杜牛膝。
［性味归经］　平,酸、苦。入肝、肾二经。
［功效］　　　生用破血行瘀,消肿;酒制补肝肾,强筋骨。
［应用］　　　性善下行而滑窍,可治梦遗、脾虚、孕妇禁用。
　　　　　　　配当归、黄芩成牛膝汤,治小便不通、茎中痛、妇女腹痛。
　　　　　　　配干漆、生地黄成万病丸,治经闭。
　　　　　　　强膝用加味虎潜丸。
　　　　　　　三妙丸配黄柏、苍术,治脚气。
　　　　　　　强筋骨用独活寄生汤。
　　　　　　　生用配当归、川芎、桃仁、红花,治痛经、经闭。
　　　　　　　配三棱、莪术、土鳖,治癥瘕。

引血下行治齿龈痛,配知母、生地黄、麦冬、石膏成玉女煎。

肝阳上亢的眩晕配代赭石、龙骨、牡蛎、龟板、白芍、玄参、天冬、川楝子、麦芽、青蒿、甘草,重用牛膝。

[常用量]　　5～20g。

[扩展资料]　含牛膝皂苷、促脱皮甾酮,可使血压暂时下降,对子宫有选择性收缩作用。

13.川　牛　膝

[来源]　　苋科林苋属植物川牛膝的根(土棕色)。易栽培。主产于福建、四川、贵州、云南。

[别名]　　甜川牛膝、甜牛膝、天全牛膝、大牛膝、白牛膝、拐牛膝、龙牛膝。

[性味归经]　平,甘、微苦。入肝、肾二经。

[功效]　　祛风湿,破血通经。孕妇不用。

[应用]　　可治风湿、大骨节痛、小儿麻痹症、尿痛、尿血、胞衣不下、难产。

治小儿麻痹症配土鳖虫、马钱子、川牛膝,一周少量吞服。

[常用量]　　6～15g。

[扩展资料]　含生物碱、促脱皮甾酮。

麻牛膝根为淡红色,味麻,不甜;绒毛杯苋主产于印度,为小灌木,不是草本。二者不能混乱,也不能代替。

14.土　牛　膝

[来源]　　苋科牛膝属植物土牛膝的根。野生。福建、广西、广东、四川、云南有。

[别名]　　倒机草、倒扣籭、倒钩草、粗毛牛膝、鸡椒鼻、鸡骨癀。

[性味归经]　微苦。入肺、膀胱二经。

[功效]　　清热,解毒,利尿。

[应用]　　可治感冒、扁桃体炎、白喉、腮腺炎、疟疾、风湿关节炎、泌尿系统结石。

治百日咳配鹅不食草、马黄煎服。

外敷治腮腺炎。

治白喉用土牛膝根、板蓝根、大青叶煎服。

[常用量]　　10～30g。

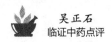

[扩展资料] 含皂苷、齐墩果酸、促脱皮甾酮。

能中和白喉杆菌毒素，能预防白喉。

能强心，力强，维持时间短。

夏秋开绿色小花，花倒向生，向花冠贴近花轴，是鉴别点。

15. 三　棱

[来源]　　黑三棱科黑三棱属植物黑三棱的块茎入药。野生。分布于我国东北、黄河流域、长江中下游及西藏,圆球形、质软而坚。

[别名]　　黑三棱。

[性味归经]　平,苦。入肝、脾二经。

[功效]　　破血行气,消积止痛。

[应用]　　治月经不调有包块、气滞经闭配四物汤。

用于血瘀经闭、腹痛配丹参、红花、玄胡、青皮、香附。

用于肝脾肥大配红花、莪术、赤芍、香附。

配莪术、青皮、半夏、麦芽或三棱煎,治食积疾滞、血瘕、血瘀。

[常用量]　3～12 g。

[扩展资料] 含挥发油。

可醋煮。

治胸腹胁痛配莪术、香附、延胡索。

治积食配山楂、枳壳。

破血作用强。

16. 荆　三　棱

[来源]　　莎草科藨草属植物荆三棱的块茎,形态上圆下尖。生于沼泽地中。分布于我国东北及河北、山西、内蒙古、新疆、江苏、江西、浙江、台湾、贵州、四川。

[别名]　　泡三棱、白三棱、三棱草、京三棱。

性质、功用同黑三棱,质稍次。

17. 莪　术

[来源]　　姜科姜黄属植物莪术,而商品温莪术为浙江的郁金。栽培和野生。产于福建、台湾、广东、广西、四川、云南。

[别名]　蓬莪术、山姜黄、芋儿七、臭屎姜。

[性味归经]　温,辛、苦。入肝经。

[功效]　行气破血,消积止痛。行气功能大。

[应用]　治腹胀积块配三棱、青皮、麦芽。

治肝脾肥大配三棱、桃仁、红花、鳖甲、牡丹皮、白术。

配三棱、广木香、槟榔、牵牛、谷芽、青木香、青皮、荜澄茄、丁香成莪术丸,和脾益胃,宽膈快气,悦色精神。

配三棱、当归、熟地黄、红花、肉桂、血竭、木香、苏木、贯众成和血通经汤,治妇人寒入胞门、经闭硬结如石。

治疗宫颈癌局部注射用温莪术注射液。

[常用量]　6～15 g。

[扩展资料]　含挥发油、莪术醇、莪术酮。温莪术即浙江郁金,但郁金为块根,莪术为新根,生切为姜黄,为绿丝郁金。

18.土　鳖　虫

[来源]　蜚蠊目蜚蠊科昆虫地鳖(黑色有光)或冀地鳖(黑褐色无光,有黑色小圆点)的雌虫干燥体。分布于河北。

[别名]　地鳖虫、土元、地乌龟、土别、簸箕虫。

[性味归经]　寒,咸。有小毒。入肝经。

[功效]　破瘀血,消癥瘕,续筋接骨。

[应用]　治跌打损伤吞服土鳖虫粉末。

治宫外孕用四物汤、失笑散、花蕊石。

治经闭配丹参、赤芍、香附、桃仁、延胡索。

[常用量]　10～15 g。

[扩展资料]　对白血病细胞有抑制作用。

伪品"金边土鳖"为蜚蠊科动物赤边水蟅(东方后方蟅),比较长,紫黑色,背部下半圈有红边,上半圈有金黄色边。

雄虫能飞,有翅不易捕捉。

19.五　灵　脂

[来源]　鼯鼠科动物橙足鼯鼠或飞鼠科动物小飞鼠的干燥粪便。主产于山西、河北、甘肃。

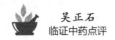

［别名］	灵脂、糖灵脂、灵脂米、灵脂块、散灵脂、寒号虫粪。
［性味归经］	温,甘。入肝经。
［功效］	通利血脉,行瘀止痛。
［应用］	配当归、阿胶治崩漏。
	配黄连外敷治蛇咬伤。
	治经闭血瘀小腹痛,配益母草、当归、川芎、红花、桃仁、延胡索。
	去疳积配使君子、胡黄连、砂仁、陈皮。
	配蒲黄成失笑散,为妇科要方。
［常用量］	5~15 g。
［扩展资料］	醋炒,含树脂、尿素、尿酸。
	对平滑肌痉挛有止痉作用。
	炒炭止血。
	伪品金龟子屎。
	对冠心病有效。
	对妇女产后腹痛、痛经、心绞痛、动物咬伤、抽搐、癫痫有瘀血均可用。
	畏人参。

20. 赤　芍

［来源］	毛茛科芍药属植物野生芍药、草芍药、川赤芍的根,狭叶牡丹。均野生。分布于安徽、江西、湖南、湖北、四川、贵州、陕西等。
［别名］	山芍药、草芍药。
［性味归经］	凉,酸,苦。入肝、脾二经。
［功效］	凉血活血,消肿止痛。治跌打损伤。
［应用］	配牡丹、牛膝、当归、延胡索、丹参治血热痛经、血热经闭。
	治心绞痛配赤芍、槐花、丹参、桃仁、没药成赤槐丸。
［常用量］	6~20 g。
［扩展资料］	含赤芍甲素乙素、棕榈酸、苯甲酸。
	内服在于破,外用在于敛。
	反藜芦。

21. 姜　黄

［来源］	姜黄科植物姜黄属姜黄的根状茎。栽培或野生。分布于福建、

台湾、广东、广西、四川、云南、贵州,在江西、湖北、浙江有栽培。

[别名]　　　黄丝郁金、宝鼎鼎香、毛姜黄、黄姜。

[性味归经]　温,辛、苦。入肝、脾二经。

[功效]　　　行气破瘀,通经止痛。可治肩臂疼痛、跌打损伤。

[应用]　　　治月经不调、痛经用姜黄、白芍、延胡索、牡丹皮、当归、红花、川
　　　　　　芎、莪术成姜黄散,尤治妇女胞宫虚寒、脐腹刺痛。
　　　　　　能利胆,兴奋子宫,降胆固醇,对肝炎病毒有抑制作用,对肝脏
　　　　　　实质病变有改善。

[常用量]　　6～12 g。

[扩展资料]　含姜黄素、姜黄酮。
　　　　　　芳香调味剂及染色剂,是咖喱粉的原料,也可检验硼酸盐。
　　　　　　姜黄与郁金仅部位不同,块根为郁金,茎块为姜黄,但郁金上部
　　　　　　不一定是姜黄(白姜郁金);另一种绿姜郁金,其根为文术,不称
　　　　　　姜黄。
　　　　　　浙江温莪术是新根状茎,郁金为冬根,新头做片姜黄,三物一源
　　　　　　仅加工不同。

22.泽　　兰

[来源]　　　唇形科地笋属植物地笋以全草入药。野生。全国都有分布。

[别名]　　　地瓜儿苗、地笋、甘露子、方梗泽兰。

[性味归经]　微温,苦、辛。入肝、脾二经。

[功效]　　　活血,通经,利尿。

[应用]　　　治产后子宫恢复不良,煎服加砂糖。
　　　　　　治产后水肿配防己、茯苓、泽兰。
　　　　　　活血通经,用生化汤加泽兰。
　　　　　　治月经期水肿用薏仁、当归、益母草、泽兰、赤芍。

[常用量]　　6～12 g。

[扩展资料]　含挥发油及鞣质。
　　　　　　贵州用菊科植物三叶兰草为泽兰。

23.鸡　血　藤

[来源]　　　豆科密花豆属植物密花豆和崖豆藤属植物香花崖豆藤的根和

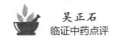

藤入药。前者产于广东、广西、云南,后者产于浙江、江西、福建、湖南、湖北、广东、广西、四川、贵州、云南。

[别名]　　　密花豆(血风、血藤)、白色花、香花崖豆藤(丰城鸡血藤、贯肠血藤、山鸡血藤)。

[性味归经]　温,甘、苦。入肝、肾二经。

[功效]　　　补血行血,通经活络。

[应用]　　　暖腰膝,健筋骨。治贫血、放射痛、四肢麻木。

治再生障碍性贫血用鸡血藤、鸡蛋3个、红枣10颗,鸡蛋煮熟后去壳放入。

治腰痛血滞用鸡血藤、金樱根、千斤拔、杜仲、旱莲草。

治老年性血管硬化、腰背神经痛用杜仲、生地黄、五加皮。

活血但偏于养血,祛风止痛,对老年人手足麻木、贫血有效。

[常用量]　　6～20 g。

[扩展资料]　有下列各种代用品:网络鸡血藤(果荚成一片)、白花油麻藤(广州称血枫藤)、常绿油麻藤(牛马藤)、光叶崖豆藤、大血藤(北京为鸡血藤),大血藤科属植物。

含鸡血藤醇,可收缩子宫,促使白细胞和红细胞再生。

24.苏　　木

[来源]　　　豆科植物苏木的心材,广东、广西滑苏枋木的心材。

[别名]　　　苏枋木、苏枋。

[性味归经]　平,甘、咸。入心、肝、脾三经。

[功效]　　　行血,通络,止痛,散风和血。无瘀者忌用。

[应用]　　　配人参、麦冬成苏木汤,治产后气喘。

配益母草、山桂治产后腹痛。

配归尾、赤芍、白芷、川芎、射干、大黄、没药、山甲、木别子治瘀毒。

[常用量]　　6～20 g。

[扩展资料]　含苏木素及挥发油。

对白喉杆菌等有抑制作用。

可抗士的宁(马钱子碱)和可卡因的中枢兴奋作用。

能引起呕吐腹泻,并有催眠作用,大剂量可引起麻醉和死亡。

25.自　然　铜

[来源]	天然硫化铁的矿石(黄铁矿),醋淬后用。产于湖南、四川、云南、广东、辽宁、河北等地。
[别名]	黄铁矿、方块铜。
[性味归经]	平,辛。入肝经。
[功效]	散瘀止血,续筋接骨。
[应用]	治跌打损伤、骨折用自然铜、骨碎补、红花、当归、土别,酒送。
	骨折良方:乳香、没药、骨碎补、自然铜。
	配乳香、没药、当归、羌活成自然铜散,治跌打骨折。
[常用量]	6～20 g。
[扩展资料]	含二硫化铁及少量镍、砷、锑。

26.血　　　竭

[来源]	棕榈科植物麒麟竭的树脂经加工而成。产地为印度尼西亚及非洲。
[别名]	血结、麒麟竭。
[性味归经]	平,甘、咸。入心包、肝二经。
[功效]	散瘀生新,治血止痛,止血生肌。
[应用]	治血枯经闭,用血竭、鸽子、乳香、没药、当归。
	定福七厘散可生肌活血,止血,止痛。
	对心绞痛有一定效果。
[常用量]	1～10 g。
[扩展资料]	含树脂、树胶、血竭素、苯甲酸(安息香酸)。
	外用可治金疮出血,止血生肌。

27.皂　角　刺

[来源]	豆科皂荚属植物皂荚树的刺针。多栽培。全国均有分布。
[别名]	天丁、皂丁、皂针片。
[性味归经]	温,辛。入肺、大肠二经。
[功效]	活血消肿,排脓通乳,通窍消疾,溃坚。
[应用]	配防风、槐花、蛇床子、白矾、枳壳、白蒺藜、羌活、蜂房、五倍子

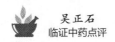

成皂角刺丸,治痔瘘,有脓血。

配黄芪、甘草、酒、乳香治发背不溃。

亦用于急性扁桃体炎。

治乳积用皂角刺、蔓荆子,烧存性为末,温酒送服。

[常用量]　3～15 g。

[扩展资料]　木部含黄酮类化合物、黄颜木素、非瑟素、无色花青素。

皂角可祛痰、杀虫、通便。

治中风、昏迷、口噤不开用皂角、半夏、细辛,吹鼻内可苏醒。

28. 穿 山 甲

[来源]　鲮鲤科动物穿山甲(鲮鲤)的鳞甲。产于贵州、广西、广东、福建、湖南、云南、台湾等地。

[别名]　炮山甲、山甲、甲片、龙鲤、鲮鲤鳞。

[性味归经]　微寒,咸。入肝、胃二经。

[功效]　逐瘀,下乳,通经排脓,对已溃、元气虚者不用。

[应用]　配鳖甲、赤芍、大黄、干漆、桂皮、川芎、芫花、当归、麝香成穿山甲散,治妇女癥瘕、恶血气攻心腹痛,面无华色,四肢疲倦。

配皂角刺、归尾、甘草、金银花、赤芍、乳香、没药、天花粉、贝母、防风、白芷、陈皮治一切外证,生肌化脓,止痛。

乳汁不通配王不留行、当归、通草煎服。

[常用量]　3～15 g。

[扩展资料]　现为珍稀动物,一般不用。

29. 王 不 留 行

[来源]　石竹科麦蓝菜属植物麦蓝菜的种子。除华南地区外均有分布。麦田里居多。

[别名]　留行子、奶米、王牡牛、大麦牛、不留子。

[性味归经]　平,甘、苦。入肝、肾二经。

[功效]　通经引血,催生下乳,消肿止痛。

[应用]　配山甲、龙骨、瞿麦、麦冬成涌泉散,治妇女因气郁而少乳者。

对产后子宫恢复有显效(醇浸出物效果更好)。

[常用量]　10～20 g。

[扩展资料]　含皂苷、香豆精。

能镇痛。

伪品为野豌豆薜荔、元宝草的种子。

30. 水　　蛭

[来源]　水蛭科动物蚂蟥、柳叶蚂蟥或水蛭的干燥体。主产于山东微山湖。

[别名]　马蛭、蚂蟥。

[性味归经]　平、咸、苦。有毒。入肝、膀胱二经。

[功效]　逐血散结，破瘀通经，消肿，治癥瘕。非实滞不用，孕妇禁用。

[应用]　配虻虫、大黄、桃仁成抵挡汤，治伤寒蓄血、狂躁、少服硬满、小便不利、大便变黑、脉沉结。

[常用量]　1～10 g。多入丸剂。

[扩展资料]　含水蛭素。

有抗凝血作用，可使血小板降低。

31. 虻　　虫

[来源]　虻虫科昆虫中华虻、复带虻等雌虫。全国各地均有，以畜牧区为多。

[别名]　牛虻、蜚虻、牛蚊子、牛蝇。

[性味归经]　微寒、苦。有毒。入肝经。

[功效]　破瘀化血，通经堕胎，用量少。孕妇禁用，无瘀积者禁用。

[应用]　为治癥瘕的要药。

为峻泻剂。

[常用量]　1～3 g。

活血祛瘀药小结

活血祛瘀法属于理血法的一部分，是中医学中一种独特的方法，起源于汉代张仲景，发扬于清代王清仁，张锡纯也有发展。

活血祛瘀药具体分为活血行血剂、活血祛瘀剂、破血剂。

活血行血剂：疏畅血脉，推动血行，起活血补血作用，对瘀血轻症可用，选

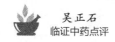

赤芍、丹参、川芎、红花、鸡血藤、当归、生地黄,方有芎归散、温经汤、少腹逐瘀汤。

活血祛瘀剂:开瘀通阻,活血通络,祛瘀生新,用于气滞血瘀、经络瘀阻,如丹参、益母草、牡丹皮、五灵脂、蒲黄、玄胡、王不留行、乳香、泽兰、牛膝、三七、没药、郁金、茜草、当归尾,方有膈下逐淤汤、七厘散、复元活血汤、宫外孕方、活络灵霄丹。

破血剂:破结攻坚,破血祛瘀,散结攻逐。对有形的症瘕肿块选用三棱、莪术、水蛭、姜黄、虻虫、土别、桃仁、红花、自然铜、穿山甲、大黄、皂刺,方有抵挡汤、桃仁承气汤、鳖甲煎丸、大黄䗪虫丸。

活血祛瘀法的使用注意点:很少单独使用,都是随证配伍加减,有寒热之别、虚实之分,兼有并发症,所以活血祛瘀法是根据辨证论治的灵活应用。

a.温经化瘀法:配桂枝、干姜、细辛、附子之类,古方少腹逐瘀汤、生化汤、温经汤,温散与化瘀相结合。

b.清热化瘀法:凡郁热、火毒内结、瘀血病症配清热凉血药,如大黄、牡丹皮、生地黄、黄连、栀子、玄参,古方有桃仁承气汤、大黄牡丹汤、四妙勇安汤。治脉管炎加乳没、当归、玄参、生地黄、牡丹皮。

c.理气化瘀法:血随气引,气为血帅,气滞则血凝,配合理气药,包括引气、散气、破气药,选木香、香附、台乌、枳壳、沉香、川楝子。

d.祛风化瘀法:治风先治血,血行风自灭,选大秦艽汤、蠲痹汤。

e.扶正祛瘀法:体虚有瘀血,必须补气、补血,血虚用桃红四物汤、温经汤、王清仁的补阳还五汤(桃红四物汤去生地黄换地龙,加黄芪)。

禁忌:血虚无瘀血者不用,孕妇禁用,长期服用会贫血。

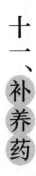

十一、补养药

本类药物主治虚证,有滋养和强壮作用,为虚者补之的一种治则。治法中八法之补法。

虚证有其共同之处,具有虚衰亏损的证候,功能如物质消耗不同,分血虚、气虚、阴虚、阳虚。阳虚和气虚是指功能不足,血虚和阴虚是指机体物质的亏耗,病情不同,治法也有异。

①阴阳气血的关系:阳与气的关系是表示气化功能。阳虚是功能低下的明显,而气虚次之。阳虚包括气虚,但气虚久而久之也会发展成阳虚。治疗上这二者也是这种关系,"形不足者,强之以气"。

②阴与血的关系:表示体内的有形物质,阴包括津液精血,阴虚患者往往兼有血虚,治疗上也相互关联。

③气血关系:气以血为基础,血以气为动力,气行则血行,气凝则血滞,气为血帅,活血化瘀,补气摄血,气补血止,补气生血,当归补血汤以黄芪为主,二者关系密切、相辅相成。

④阴与阳关系:阳生于阴,阳生阴长,阳以阴为物质基础,阳主运化,阴阳互根。临床用补阳药,以补阴为基础。附桂八味丸,以六味丸的阴药为基础,有些药二者兼补,如鹿茸、肉苁蓉,鹿茸补阳也能补精血,是双相作用。

（一）补 气 药

性甘温甘平,补脾肺之气。脾为后天之本、生化之源,肺为一身元气,全身气的枢机,呼吸是人体气的来源,所以补气以这二脏为主。气虚的症状:脾气虚则影响运化,人体营养不足,出现倦怠、四肢无力、虚胀虚满、肠鸣泄泻。肺气虚则清气不达,气短少言,活动则喘,面色淡,自汗。

血的生成有赖于气机,所以补气可补血。

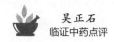
　　甘味药性腻滞,久服影响消化,胸膈胀满,必须用理气药,如木香、陈皮之类,古方中归脾汤中用木香,补中益气汤中用陈皮,可防止补药腻滞,促进补药吸收。

1.人　　参

[来源]　　五加科植物人参的根。野生或栽培。主产于我国东北诸省。近年河北、山西、陕西、甘肃、宁夏、湖北也有种植。因加工不同而分红参、白参、生晒参,园参是栽培的,亦称野山参。

[别名]　　棒槌、山参、园参、野山参、别直参、老山参、红参、白参。

[性味归经]　温,微苦。入脾、肺二经。参芦性温,味苦;参叶味苦,微甘。

[功效]　　大补元气,益血生津,宁神益智。

[应用]　　用于虚脱、气脱(汗、吐、下、泻等法的危证)。

　　独参汤用于气脱。

　　治血脱(急性失血)、四肢厥冷、冷汗昏厥、元气无所依扶,也可用独参汤补气摄血。阳生能使阴长,有形不能独生。补血药不是直接补充血液,是间接补血,而且补血药大多阴柔、滞气,难以速效,失血后只能先补气,不能先用滋凝补血药。

　　人参补肺脾元气,间接达先天之本肾,以补后天元气为主。

　　虚脱兼有阳衰用人参附子汤、人参四逆汤,附子走而不守,温心、肾之阳,而人参守而不走,相互配合。

　　补肺气,用于肺肾虚咳嗽,用蛤蚧人参汤、人参核桃汤、人参固本丸。

　　补脾理气,用于中气不足、脾胃虚弱,人参常配白术、黄芪,用理中汤、补中益气汤、参苓白术散治脾胃虚弱。

　　生津止渴。治热病伤津、消渴病,用人参白虎汤配山药、生地黄、麦冬、五味。治热病口渴配生脉散,用生脉散针剂可抢救休克患者。

　　宁神益智用于心悸、健忘、失眠,如归脾汤。

　　扶正祛邪,常配泻下、清热解毒药用,虚弱感冒古方用参苏饮,体虚便秘用黄龙汤。

[常用量]　3～15g。

[扩展资料]　含人参皂苷、人参炔醇。人参地上部分含黄酮类化合物(三叶

苷人参黄苷)、人参皂苷。

野山参芦头断面薄呈马牙状,颈部细而长,参叶呈两头细、中间大。叶互生(不是对生),肩纹密,参腿少,须根长而少,并有瘤状物(珍珠须),不易脱落,皮纵纹密而深,体重。

对中枢有兴奋作用,对心肌有直接作用,可提高机体对外界适应性,促进溃疡愈合,解铅毒,长期小量使用使内皮质系统亢进。

本品反藜芦,畏五灵脂,恶皂荚。

2. 党　　参

[来源]　　桔梗科党参属植物党参的根。栽培。主产于辽宁、吉林、黑龙江、山西、陕西、甘肃、宁夏、四川、河南、河北等。

[别名]　　东北产为车党参,西北产为西党参,山西野生为台党参,山西栽培为潞党参。

[性味归经]　平,甘。入肺、脾二经。

[功效]　　补中益气。

[应用]　　治脾虚、食少便溏、四肢无力、心悸、气短、自汗、脱肛。

古人用人参,目前多用党参代替,如四君子汤、补中益气汤、八珍汤、十全大补丸具有补脾、补中、补气、补血功效。

治慢性腹泻(脾胃虚型),配茯苓、白术、炙甘草、山药、诃子、莲肉、赤石脂。

治脱肛,配升麻、甘草、柴胡。

治血小板减少性紫癜(阳虚气弱),配黄芪、白术、白芍、当归、首乌、酸枣仁、茜草、蒲黄。

治内耳眩晕症(气虚证),配黄芪、当归、茯苓、元肉、远志、酸枣仁、木香、甘草。

[常用量]　10~20 g。

[扩展资料]　含皂苷葡糖,可使红细胞增多,而使白细胞减少。

党参可治疗放射病,有轻微升高血糖作用,对子宫有兴奋作用,对心脏有抑制作用。

本品不宜与藜芦同用。

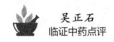

3.明　党　参

[来源]　伞形科明党参属植物明党参的根。多栽培。主要产于华东地区,四川、江西、湖北、西藏有少量。

[别名]　明沙参、粉沙参、山花。

[性味归经]　微寒,甘。入肺、胃二经。

[功效]　润肺止咳,和胃止呕,能疗疔疮。

[应用]　可用于消化不良,病后体弱。

　　　　大量服用可引起水肿。

[常用量]　5～15 g。

[扩展资料]　反藜芦。

4.太　子　参

[来源]　石竹科植物孩儿参的干燥根。多栽培。主产于安徽、山东、江苏。

[别名]　孩儿参。

[性味归经]　微寒,甘、苦。入肺、脾二经。

[功效]　补气,益血,生津。

[应用]　治肺虚咳嗽、脾虚泄泻,功能同人参而力逊。

　　　　为滋补药,治小儿出虚汗。

[常用量]　3～15 g。

[扩展资料]　反藜芦。

5.珠　儿　参

[来源]　五加科大叶三七呈串珠状的根茎。主产于云南、四川。

[别名]　珠子参、扭子七、疙瘩七、珠参、丑三七、竹节三七、钮子七(四川称谓)。

[性味归经]　寒,苦。入肝、胃二经。

[功效]　补气除肺火,养阴,清肺,散瘀止痛,止血生肌。

[应用]　本品为滋补强壮药。

[常用量]　6～15 g。

[扩展资料]　有止血生肌的作用,外用刀伤收口甚速。

咽痛也可用。

治小儿惊风。

反藜芦。

6.黄　芪

[来源]　　　豆科黄芪属植物膜荚黄芪和内蒙古黄芪。前者分布于黑龙江、
吉林、辽宁、河北、山西、内蒙古、陕西、甘肃、宁夏、青海、山东、
四川,后者分布于我国东北地区及河北、山西、西藏。

[别名]　　　绵芪、绵黄芪。

[性味归经]　温,甘。入肺、脾二经。

[功效]　　　补气固表,托疮生肌。

[应用]　　　为补气常用药,气血虚弱用黄芪膏、芪术膏。

血虚用黄芪,气为血帅,气行则血行,血必须精气化生而成,脾
胃是生血的根本。黄芪能补中益气和加强气化功能,能补气以
生血,当归补血汤(黄芪、当归)为补气生血代表方。

补气生阳,对中虚下陷患者,能升举下陷之阳,如补中益气汤、
参陷汤(张氏)。

固表止汗,用于表虚自汗、体虚自汗,虚不能卫外,用玉屏风散
治自汗表虚(散剂为好)。

利水消肿,治水肿因气虚而致者,补气能加强气化功能,使水不
停留,方用黄芪防己汤,慢性肾炎有蛋白尿可重用黄芪加秫米
(黄小米),张氏重用黄芪、秫米,加鲜品陆英(臭草),治尿毒症,
用黑鱼加洋葱忌盐服用。

黄芪升麻汤(张氏)用黄芪、当归、升麻治产后小便不利,气化而
生尿。

排脓生肌可以用在疮疡不溃,配山甲、皂角刺。溃后不收配肉
桂、当归,久败疮、骨髓炎可用。痈疮初期无成脓禁用。

十全大补汤重用黄芪,去肉桂加全虫、蜈蚣、青木香,治痹证、周
围神经炎、偏瘫、慢性关节炎。

黄芪桂枝五物汤治肩关节炎。

脑血管后遗症用补阳还五汤(用于患者清醒、无出血倾向、脉
濡弱)。

用于消渴,主要针对病程长、中气不足、脾气虚、施布津液较差者。

用黄芪配生地黄、淮山、天花粉、麦冬,如玉液汤。

乳汁缺乏配当归、王不留行、路路通、丝瓜络、炮山甲。

治神经性皮炎,配党参、山药、当归、莲子、薏米、荆芥、蛇床子、牛蒡子、地肤子、蝉蜕、甘草。

[常用量]　10～30 g。

[扩展资料]　膜荚黄芪含胆碱、二甲基异黄酮、叶酸,内蒙古黄芪含重油酸、重麻酸,有强心作用,使末梢血管扩张,降血压,降血糖,兴奋子宫。

黄芪与人参相比,补气功能较弱,但温升走表为佳;用于内伤气虚以人参为主,固表托疮以黄芪为主;气虚兼阴虚宜用人参,气弱兼阳虚宜用黄芪。

7. 白　术

[来源]　菊科苍术属植物白术的根状茎。多栽培。分布于长江流域。

[别名]　于术、冬术、浙术、种术、烘术、广术、扣子术、金绒术、仙居术、金钱吊葫芦(浙江南龙泉、仙居)。

[性味归经]　微温,苦、甘。入脾、胃二经。

[功效]　补脾健胃,和中,燥湿,化痰,利水止汗,安胎。

[应用]　补脾益气,用于脾胃弱、脾虚泄泻,补中补脾燥湿。

四君子汤治食少便溏,理中汤治虚寒性泄泻,燥湿利水,用于脾虚水肿,痰饮胀满,能运化水湿,健脾利水,往往配温阳利水药,如真武汤、苓桂术甘汤、五苓散。

可止汗,用于表虚自汗配黄芪成玉屏风散,脾虚自汗也可用白术,小儿多汗症、食欲不振配糯稻根、山药、芡实、薏苡仁。

阳虚自汗用附子、术附汤,治四肢冷、遇风即感冒、自汗。

可用于安胎,脾胃虚弱者则健脾益气以安胎,配当归、黄芪、白芍、茯苓、白术、泽泻。

可治四肢关节痛,作用同苍术,但有补益之功。

治耳源性眩晕配党参、茯苓、泽泻、牛膝。

配滑石、赤苓、猪苓、泽泻、陈皮、槟榔成大桔皮汤,治腹胀满、小便不利、水肿、大便滑泄。

[常用量]　6～15 g。

[扩展资料]　含挥发油、苍术醇、苍术酮,并含维生素 A 样物质。

有利水、降血糖、增加血蛋白的作用。

对肠蠕动有缓和的作用。

能治放射病。

8.山　　药

[来源]　薯蓣科薯蓣属植物薯蓣的根。栽培。我国大部分有,主产于河南、山西、河北、陕西。

[别名]　薯蓣、土藷、怀山药、淮山、白山药、扁子薯、佛手薯。

[性味归经]　平,甘。入脾、胃、肺、肾四经。

[功效]　补肺肾,健脾胃。

[应用]　治泄泻久痢、消渴、虚劳咳嗽、遗精带下、盗汗、小便频数等症。有湿热实邪者忌用。

治脾虚久泻,配党参、白术、茯苓、扁豆、陈皮、神曲,也可用该药配鸡子黄成薯蓣鸡子黄粥治之。

治消渴小便过多,配覆盆子、天花粉、麦冬。

治小便不利,配车前子成薯蓣苽苴粥。

治糖尿病,配天花粉、沙参、知母、五味子,也可配黄芪、知母、天花粉、鸡内金、葛根、五味子成玉液汤治之。

治虚喘久咳,配党参、熟地黄、枣皮、五味子、款冬花。

配牛蒡子、柿霜成沃雪汤治一切阴虚之证。

治遗精、白带过多,配扁豆、芡实、金樱子、桑螵蛸。

[常用量]　6～20 g。

[扩展资料]　含皂苷、黏液质、胆碱、精氨酸和碘。

干燥品断面有结晶状小体,在阳光下有反光点。

9.甘　　草

[来源]　豆科植物甘草属甘草的根和根状茎。均为野生。产于华北及我国东北、西北地区。

[别名]　甜草根、红甘草、粉草、蜜草、乌拉尔甘草、国老。

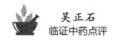

[性味归经] 平,甘。入脾、胃二经。通十二经络。

[功效] 补脾益气,润肺止咳,缓急止痛,缓和药性。

[应用] 配人参、白术、茯苓成四君子汤,治一切阳虚气弱、脾衰肺损、饮食少思、面黄体弱。

配茯苓、陈皮、半夏成二陈汤治咳嗽。

配元参、牛蒡子、桔梗、黄芩治咽喉肿毒。

曾用于溃疡病及河狄森氏病,对渗出性胸膜炎、低血压均有效。

治癔症配大枣、浮小麦成甘麦大枣汤。

治血虚心悸、脉结代配党参、生地黄、阿胶、麦冬、麻仁、桂枝、五味子、黄芪。

[常用量] 3～10 g。

[扩展资料] 本品反大戟、芫花、甘遂、海藻。含甘草酸、维生素 H。

甘草酸能解毒(药物及食物中毒,如士的宁、水合氯醛、乌拉坦、可卡因、印防己毒素、毛果云香碱、巴比妥、破伤风、白喉毒素)。

能降低血液中胆固醇,使血压下降。

甘草长期应用可引起水肿、高血压等,因其与去氧皮质酮相似。

在辽宁地区有伪品(山榆树根、狗甘草),均不能入药。

白芍甘草汤治小腿抽筋、三叉神经痛。

10. 黄　精

[来源] 百合科黄精属植物黄精、枣丝黄精、西南黄精的根状茎。多野生。分布于长江流域。

[别名] 黄精(老虎姜)、枣丝黄精(白及黄精)、西南黄精(滇黄精、德保黄精、节节高),我国西北地区称鸡爪子。

[性味归经] 平,甘。入脾、胃、肺三经。

[功效] 补脾,润肺生津。

[应用] 可治脾胃虚弱、肺虚咳嗽、消渴。

配沙参、薏苡仁治肺结核。

配白及、百部、玉竹治肺结核咳血。

配昆布、柏子仁、菖蒲、郁金、延胡索、山楂治冠心病、心绞痛。

配沙参、杏仁、桑叶、麦冬、生甘草治肺燥咳嗽。

配百部、天冬、麦冬、射干、百合、紫菀、枳实、甘草治百日咳。

2%浸出液治足癣、股癣,尤以水疱型效佳。

有解热、强壮作用,对高血压有效。

[常用量]　　5~15 g。

[扩展资料]　含烟酸、枣丝黄精和强心苷。

可防止动脉粥样硬化。

易造成胃纳呆,因其有凝滞的副作用。

11. 大　　枣

[来源]　　　鼠李科植物枣的成熟果实。多栽培。主产于陕西、山东、河南、河北。

[别名]　　　红枣。

[性味归经]　温,甘。入脾、胃二经。

[功效]　　　益血止血,补虚生津,健脾胃。

[应用]　　　治血小板减少症配荷叶。

治过敏性紫癜配甘草、大枣。

治脏燥病、更年期综合征、癔症配甘草、小麦。

[常用量]　　6~15 g。

[扩展资料]　含维生素 C、核黄素、胡萝卜素、钙。

能增加白蛋白。

配芹菜能降低胆固醇。

十枣汤利水,攻逐水饮。

12. 扁　　豆

[来源]　　　豆科植物扁豆的成熟种子。多栽培。全国各地均有栽培。

[别名]　　　泥巴豆。

[性味归经]　微温,甘、平。入脾、胃二经。

[功效]　　　健胃化湿,止泻。

[应用]　　　可治暑湿腹痛、脾胃虚弱泄泻。

[常用量]　　6~15 g。

[扩展资料]　治带下病用扁豆花。

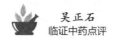

（二）补　血　药

补血药是治疗血虚病的药物。

血的生理与心、肝、脾有关，血不足易引起这三脏的功能失调，所以补血就要兼顾这三脏的功能，尤要对脾的功能，另外要补气、补脾。

食少便溏、脘腹闷痛、湿浊阻中者不用。

主要适用症状为面色萎黄，唇、指甲苍白，头晕，耳鸣，心悸，月经不调，失眠。

1.熟　地　黄

[来源]　玄参科地黄属植物怀庆地黄的根状茎。栽培，以河南的温县、博爱县、沁阳市、孟州市产量大且品质优。

[别名]　熟地。

[性味归经]　微温，甘。入肝、心、肾三经。

[功效]　养血滋阴，填精益髓。

[应用]　能滋补养阴、补血、乌发，以治血虚、月经不调、胎漏、肝肾阴亏、消渴、阴虚咳嗽、气喘等。如都气丸以该药与山茱萸、山药、泽泻、牡丹皮、茯苓、五味子同用治肺肾两虚、咳嗽气喘、呃逆、滑精、腰痛等病症。意取该药生肾水以达补肾纳气之功。

治多发性大动脉炎配鹿角胶、白芥子、肉桂、炮姜、川芎。

治遗精配知母、黄柏及六味地黄丸成知柏地黄丸以滋阴降火。

治阴虚火旺、骨蒸潮热以该药配黄柏、知母、龟板成大补阴丸治之。

配菊花、枸杞成杞菊地黄丸以治肾肝阴虚之眩晕耳鸣、迎风流泪诸症。

治肺肾阴虚兼痰湿者，以该药配二陈汤加当归，取金水六君煎之，意以养阴化痰。

有两仪膏以人参配熟地黄治气血两亏。

[常用量]　10～20 g。

[扩展资料]　含梓醇、维生素 A、各种氨基酸。

有强心、利尿作用，可降血糖。

熟地黄多配砂仁,以防太过滋腻。

2. 阿　　胶

[来源]　马科动物驴皮的熬制胶。主产于我国山东、浙江。

[别名]　驴皮胶、阿胶珠(用蛤粉、蒲黄粉外裹)。

[性味归经]　平,甘。入肺、肝、肾三经。

[功效]　补血,止血,滋阴,润燥,安胎。

[应用]　主治虚劳咳嗽、心烦失眠、贫血。

治吐血、咳血配生地、白芍、牡丹皮、麦冬。

治便血配槐花、侧柏叶。

治尿血配白茅根、小蓟、芥菜。

治妇女崩漏配艾叶、熟地、白芍、鸡子黄,即胶艾四物汤。

治产后血晕配白头翁汤加艾叶。

吴鞠通的大定风珠是用阿胶配白芍、龟板、生地、麻仁、五味子、牡蛎、麦冬、甘草、鸡子黄、鳖甲治温病后期之阴虚风动证。

补肺阿胶汤(阿胶、马兜铃、牛蒡子、杏仁、甘草、糯米)。

[常用量]　5~15 g。不入煎剂,另服烊化。

[扩展资料]　本品含明胶蛋白,能调节钙,补血。

能治疗肌营养障碍。

因服后容易在肠道内形成凝集中心,必须空腹服用,不然妨碍其吸收。

3. 何 首 乌

[来源]　蓼科蓼属植物何首乌的块根。野生多,长江以南多见。

[别名]　首乌、赤首乌、铁秤砣、红内消、地精。

[性味归经]　微温,苦、甘、涩。入肝、肾二经。忌铁器。

[功效]　补肝肾,养精益血,养心安神,生用润肠、解毒散结。必须经炮制。慎生用。

[应用]　配山萸、熟地补肾,治血虚发白。

配沙参、龟板、龙骨、白芍治心悸失眠。

配牛膝、杜仲治腰膝酸软。

配人参、当归、陈皮、生姜成何人饮治久疟不止。

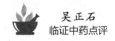

配牛膝、菟丝子、补骨脂、枸杞治腰酸、遗精。

治心绞痛配何首乌、黄精、柏子仁、菖蒲、郁金、延胡索成心痛汤,2 周可见疗效。

治阴虚型心肌梗死配沙参、麦冬、玉竹、五味子。

配赤茯苓、牛膝、当归、枸杞、菟丝子、补骨脂成七宝美髯丹治以乌发延年。

生用则配玄参、紫花地丁、天花粉可治痈肿瘰疬。

配枳实治温病大便秘结。

[常用量] 5～20 g。

[扩展资料] 本品含卵磷脂,对神经和心脏有兴奋作用。

有减轻动脉粥样硬化作用。

其含有的蒽醌能促进肠蠕动而泻下。

胆固醇高者可用本品,2～6 周见效。

生用易造成肝细胞周围纤维化,最终导致肝硬化。

4. 夜 交 藤

[来源] 蓼科蓼属植物何首乌的藤茎。

[别名] 首乌藤。

[性味归经] 平,甘。入心、脾二经。

[功效] 养心安神,祛风湿。可治神经衰弱、失眠、多梦。外用治癣痒。

[应用] 配酸枣仁、酢浆草、茯苓、知母、川芎、甘草、红枣治阴虚型神经衰弱。

[常用量] 10～30 g。

5. 当 归

[来源] 伞形科当归属植物当归的根。多栽培。主产于我国甘肃、宁夏、云南、四川,其中以甘肃产出者为最好。

[别名] 秦归、云归、西归。

[性味归经] 温,甘、辛。入心、肺、脾三经。

[功效] 补血,活血,润燥润肠。脾湿中满、泄泻者不用。

[应用] 治月经不调、通经崩漏、痹证、跌倒损伤、血虚便秘等症。

归头止血,治头风;归身养血;归尾行血。

配白芍、熟地、川芎成四物汤,治血虚、月经不调、痛经。

治经闭轻症用生化汤,治重症则用桃仁四物汤。

治崩漏配胶艾四物汤,有寒者用温经汤,有热者用丹栀逍遥散。

治腹痛用该药配变通白头翁汤,轻症用芍药汤。

治风湿痹痛,用独活寄生汤。

配红花、桃仁、赤芍、台乌、苏木,治打扑损伤、气血凝结、胸胁痛。

配白术、白芍、川芎、黄芩能安胎。胎位不正则配泽泻、白术、白芍、茯苓、川芎。

配羌活、独活、桂枝、苍术、牛膝治风寒痹痛。

配金银花、乳香、没药、皂刺、白芷成真人活命饮,治一切痈疽、胎毒、疮起未溃。

气血两虚用圣愈汤。

治脱发用当归配柏子仁。

治慢性粒细胞白血病,配黄柏、胆草、栀子、黄芩、青黛、芦荟、大黄、木香。

血虚无瘀者用当归、生姜羊肉汤。

治血虚头痛用当归建中汤加勾藤。

治结节性动脉炎,配玄参、金银花、川芎、红花、生地。

[常用量]　5～20 g。

[扩展资料]　本品含挥发油、维生素 B_{12}、维生素 E、烟酸。

能兴奋子宫,对心脏有抑制作用,能降压,降血脂,以减轻动脉粥样硬化。

6. 白　芍

[来源]　为毛茛科芍药属植物芍药的根。栽培。主产于我国浙江、安徽、四川、山东、贵州等地。

[别名]　芍药、杭白芍。

[性味归经]　微寒,苦、酸。入脾、肝二经。

[功效]　柔肝止痛,养血敛阴,利小便。

[应用]　治腹痛泻痢、腰胁酸痛、月经不调、自汗等症。

治腹肌痉挛痛和腓肠肌痉挛疼痛即小腿抽筋用白芍、甘草成芍药甘草汤。

配当归、生地、川芎成四物汤,治月经不调。

配桂枝、甘草、姜、大枣、饴糖成小建中汤,治虚寒腹痛。

配当归、黄连、黄芩、木香、槟榔、甘草成芍药汤治带下、便脓血。

治痛经配川芎、益母草、香附、当归。

治胸胁痛配柴胡、当归、白术、茯苓、甘草、生姜、薄荷成逍遥散。

治头昏痛、肝阳上亢配牛膝、代赭石、龙骨、牡蛎、龟板、白芍、玄参、天冬、川楝子、麦芽、茵陈、甘草。

因白芍敛阴止汗,治阴虚可配五味子。

[常用量]   5～15 g。

[扩展资料]   含芍药苷、鞣质、草酸钙、苯甲酸。

对中枢神经有抑制作用。

对平滑肌(子宫、胃、肠)有抑制松弛作用。

有扩张冠状动脉的作用。

因其所含的苯甲酸可增加肝脏负担,所以肝功能不良者不能大量、长期使用。

7. 龙 眼 肉

[来源]   无患子科植物龙眼的假种皮。栽培。主产于我国福建、四川、广东、广西。

[别名]   桂圆肉、元肉。

[性味归经]   平,甘。入心、脾二经。

[功效]   补心安神,养血益脾。

[应用]   治遗尿症用归脾汤加益智仁。

治宫缩无力、生产缓慢煎水服本品,能催产。

配百合治失眠。

治肺痨咳嗽、病后体弱者,以粥补之,亦能治血虚出血症。

[常用量]   5～15 g。

[扩展资料]   含维生素 A、维生素 B、葡萄糖。

有补血、镇静作用。

对神经性心悸有效。

8.紫 河 车

[来源]　　　　为胎儿之胎盘。干燥用。

[别名]　　　　人胞、包衣、胎盘、享河车、温河车、杜河车、胎胞。

[性味归经]　　温,甘、咸。入肝、肾二经。

[功效]　　　　补气养血,安神益精。

[应用]　　　　本品为强壮剂。

治一切虚证,气血不足之症,对劳损、羸瘦、喘咳、多汗、潮热、骨蒸遗精、贫血、支气管哮喘、过敏性紫癜等症均有效。

配人参、山药、白茯苓成河车再造丸治结核、虚损劳热。

用于强壮、壮精、阳痿、不孕等情况,还可催乳。

促进乳腺和女性生殖器的发育,对子宫发育不全、子宫肌炎有效。

[常用量]　　　3～12 g。

[扩展资料]　　含多种激素和酶,如卵促激素、黄体激素、蛋白酶、淀粉酶。

可增强抵抗力,还有免疫和抗敏作用。

最新药典已删除该药,现基本不用。

(三)补 阴 药

补阴药又叫养阴药、滋阴药,具有生津的作用。

肺阴虚见干咳咯血、虚热烦渴者可用沙参、百合、麦冬、玉竹等,重者加黄芪、党参。

胃阴虚见唇赤、舌绛、苔剥、津少口渴、不知饥饿、胃中虚嘈、呕哕者,可用麦冬、沙参、石斛。

肝阴虚见两眼干涩、昏花、眩晕、肝阳上亢者,用育阴潜阳的补阴药物如龟板、鳖甲等以抑制肝阳上亢;肝血虚者则可用女贞子、旱莲草。

肾阴虚见潮热、盗汗或遗精,以及许多慢性病的症候群,症见腰膝酸软、脉细无力、午后发热,此情形下可用旱莲草、女贞子、枸杞、龟板。

1.北 沙 参

[来源]　　　　伞形科珊瑚菜属植物珊瑚菜的根。栽培。主产于我国山东、辽宁、河北、江苏、浙江、福建、台湾、广东。

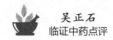
[别名] 莱阳沙参、海沙参、辽沙参、条沙参、银条参。

[性味归经] 微寒,甘、苦。入肺经。

[功效] 养阴祛痰,清肺除热,养胃生津。

[应用] 治热病伤津,症见咽干、口渴配玉竹、桑叶、天花粉、甘草、生地、麦冬。

支气管炎配麦冬、贝母、甘草。病后虚弱者可用益胃汤(沙参、麦冬、生地、玉竹、冰糖)以滋阴扶正。

[常用量] 5～15 g。

[扩展资料] 含三萜酸、β-谷甾醇、都甾醇。

能刺激支气管黏膜分泌而祛痰。

滋阴作用强,祛痰作用弱。

治冬季皮肤干燥、瘙痒,配麦冬、玉竹、白鲜皮内服。

反藜芦。

2. 南 沙 参

[来源] 桔梗科沙参属植物四叶沙参(轮叶沙参)或杏叶沙参或同属植物的根。野生分布于长江流域。

[别名] 沙参、泡参、泡沙参。

[性味归经] 微寒,甘。入肺经。

[功效] 清热养阴,润肺止咳。不宜和藜芦同用。

[应用] 本品祛痰作用强。

治肺热咳嗽、无痰咽干配桑叶、麦冬、杏仁、贝母、枇杷叶。

配麦冬、玉竹、甘草、桑叶、扁豆、天花粉成沙参麦门冬汤,治燥伤肺肾阴亏,若久咳久热加地骨皮。

[常用量] 5～12 g。

[扩展资料] 含沙参皂苷、花椒毒素。

祛痰作用较北沙参强。

同种有 40 余种植物,如阔叶沙参、山沙参、长柱沙参、柳叶沙参、线齿沙参、西南沙参、百合沙参、紫沙参、三叶沙参等。

3. 石 斛

[来源] 商品石斛有金钗石斛与黄草石斛,均为兰科石斛属植物的茎。

常见品种:金钗石斛为石斛(扁草、扁石斛、金钗石斛);黄草石斛有广东石斛(铜皮兰)、细茎石斛(铜皮石斛)、黄花石斛(小黄草、细黄草、细环草、罗河石斛)。

品种分类:扁斗(归金斗、无芦金斗,主产于越南,我国四川乐山、广西);圆斗(归川斗,主产于广西靖西;南川斗,主产于越南及广西严乐;稚斗,主产于四川峨眉;黄草,主产于四川、贵州;付川斗,主产于广西百色;恒大斗,主产于台湾);鲜斗(铁皮斗,主产于广东、云南、广西、贵州;铜皮斗,主产于江西及广西乐平、福建福州;爪兰斗,主产于广西东兰及云南);干斗(环钗,主产于广西;云南霍斗,主产于云南、贵州;结子斗、耳环斗、枫斗铁皮石斛为佳品)。

[性味归经]　微寒,甘、淡。入肺、肾、胃三经。

[功效]　滋阴,益胃,生津。

[应用]　治热病伤津,口渴,病后虚热,能促进消化液分泌,并为强壮剂、退热剂、健胃剂。

配连翘、天花粉、鲜生地、麦冬、桑叶成清热保津方,治湿热有汗,舌苔变黑。

配黄芩、地骨皮、栀子、麦冬治胃中虚热、津液不足、口干、心烦。

能滋肾阴,治肝肾阴虚、视物不明用石斛夜光丸。

[常用量]　1~3g。一般单独服用。

[扩展资料]　含多量黏液质、石斛碱、石斛次碱、石斛宁。

煎汁入胃能促进胃液分泌,助消化。

低浓度能兴奋十二指肠,高浓度则有抑制作用。

石斛碱能使血糖过高,大剂量能抑制心跳,抑制呼吸,以降低血压。

西南地区常用黄草代替,用量可适当增加。

4. 玉　　竹

[来源]　百合科黄精属植物玉竹的根状茎。栽培或野生。产于我国东北、华北、西北地区及山东、河北、江苏、辽宁、湖南、浙江。

[别名]　苏州白河车、冬不调草、葳蕤、玉参、尾参、铃铛菜、小笔筒菜、甜甘根、靠山竹。

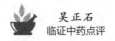
[性味归经] 微寒,甘。入肺、胃二经。

[功效] 养阴润燥,生津止渴。阳虚阴盛者、症见痰多胸闷者不用。

[应用] 配麦冬、沙参、甘草成玉竹麦冬汤,治燥伤胃阴。

配石膏、白薇、青木香、麻黄、杏仁、甘草、独活、川芎成葳蕤汤,治风湿自汗、身重、冬温、发热咳嗽。

配石膏、白薇、麻黄、川芎、葛根、羌活、甘草、杏仁、青木香成玉舒汤,治风湿咳嗽,兼疗冬温、春肿风,症见喉干、舌干、胸闷、痞满、腰背强等症。

治心绞痛配黄精、党参、柏子仁、红花、郁金、川芎。

[常用量] 5~15 g。

[扩展资料] 含黏液质、甘露醇。

使用玉竹煎剂时,小剂量可强心,大剂量反而抑制,应注意。

5. 麦　冬

[来源] 百合科沿阶草属植物沿阶草及麦冬属植物大麦冬的块根入药。栽培或野生。主产于我国浙江、四川、江苏、安徽、贵州、云南等地。

[别名] 麦门冬。

[性味归经] 微寒,甘、微苦。入心、肺、胃三经。

[功效] 清心润肺,养胃生津,化痰止咳。

[应用] 配阿胶、桑叶、石兰、杏仁成清燥救肺汤,治肺燥咳嗽。

配沙参、玉竹、扁豆、天花粉、甘草成沙参麦门冬汤,治燥伤肺胃阴亏、发热口渴、咳嗽。

配人参、五味子成生脉散治热伤之气、自汗喘咳。

配人参、半夏、粳米、甘草、大枣成麦门冬汤,治津液不足、火气上冲、咽喉不利。

配天冬、生地、玄参,能润肠通便。

配党参、知母、竹叶、天花粉、生地、葛根、茯神、五味子、甘草,治糖尿病(辨证属上消者)。

配党参、北沙参、玉竹、天花粉、乌梅、知母、甘草,治萎缩性胃炎。

[常用量] 5~12 g(去芯)。

[扩展资料]　含沿阶草苷甲、乙、丙和丁等多种甾体皂苷以及氨基酸、维生素 A 样物质。

含升高血糖作用。

肺无阴伤者,不用麦冬,以免助湿生痰,改用二陈汤。

外感风寒不用二冬,以免使病邪停留。

脾胃虚弱、大便溏泄不用二冬。

有镇咳、强心、利尿作用。

寸冬是指淡竹叶的根瘤,与麦冬不是同一种药物。

6. 天　冬

[来源]　百合科天门冬属植物天门冬的块根。野生或栽培。主产于贵州、四川、广西、山东。

[别名]　天门冬、明天冬、天冬草、兜铃、丝冬、越条蛇、多仔婆。

[性味归经]　寒,甘、微苦。入肺、肾二经。

[功效]　滋阴润燥,清肺化热。

[应用]　治热病津耗、便秘、消渴、益肾。胃虚弱、虚寒泄泻者不用。

配生地、人参成三才汤,治虚劳咳嗽。

配藕节、阿胶、当归、麦冬可治吐血、咳血。

配麦冬、白糖成二冬膏治肺热津亏、咽干。

配麦冬、百部、瓜蒌、陈皮成天冬合剂,治百日咳有效。

[常用量]　5～12 g。

[扩展资料]　含天冬素、黏液质、β-谷甾醇、5-甲氧荃十呋喃甲兰。

有镇咳、祛痰作用。

7. 枸　杞　子

[来源]　茄科枸杞属植物宁夏枸杞或枸杞的果实。栽培或野生。主产于我国宁夏、甘肃、河北、青海等地。

[别名]　枸杞豆、杞子、红耳坠、地骨子、枸茄茄、枸杞头、血杞子。

[性味归经]　平,甘。入肝、肺、肾三经。

[功效]　滋补肝肾,益精明目。脾虚有湿、肠滑者不用本品。

[应用]　配杜仲、狗脊治肾虚腰痛。

配菊花入六味丸成杞菊地黄丸治肝肾不足、虚火上炎、目赤肿痛、眩晕目昏、潮热盗汗。

配地黄、五味子、地骨皮、百部、枇杷叶治虚劳咳嗽。

配熟地、山药、山茱萸、杜仲、炙甘草、附片、肉桂成右归饮,治腰膝软无力、阳痿、遗精。

[常用量]　5～20g。

[扩展资料]　含甜菜碱、胡萝卜素、维生素 B_1、维生素 B_2、维生素 C、钙、磷、铁。

有降血糖作用,治糖尿病。

有降胆固醇作用。

大便不成形者不用。

8. 龟　　板

[来源]　龟科动物乌龟(龟、金龟)的腹甲。野生。分布于江苏、浙江、湖南、湖北。

[别名]　龟甲、拖泥板、元武板、败龟板、炙坎板、龟腹甲、下甲、血板、实板。

[性味归经]　寒,甘、咸。入肾、心、肝、脾四经。

[功效]　补心肾,滋阴潜阳。

[应用]　治肾阴不足,症见骨蒸劳热、遗精、带下、崩漏、久痢久咳、阴虚风动、疟疾、痔疮、小儿颅门不合等症。

配熟地、知母、黄柏、牛膝、杜仲治阴虚潮热、腰膝萎软。

配熟地、知母、黄柏、猪脊筋成大补阴丸治阴虚火旺、肺痿劳热、骨蒸盗汗、咳血、耳聋。

配白芍、阿胶、鳖甲、生地、麻仁、五味子、牡蛎、麦冬、炙甘草、鸡子黄成大定风珠,治以养阴潜阳。

配黄柏、龟板、知母、熟地、陈皮、白芍、锁阳、虎骨、干姜成虎潜丸,治肾虚骨痿,补肾强筋骨。

配鳖甲、鸡蛋壳、杂骨灰、鱼鳔胶,治筋骨不健、下肢软弱,小儿囟门不合、牙齿迟生等症。

配黄柏、黄芩、樗根皮、芍药、香附成固经汤,治血热所致的崩漏带下。

配鳖甲等成三甲复脉汤治阴虚动风。

配柴胡、鳖甲、当归、白芍、陈皮、酸枣仁,治久疟不愈。

配黄柏治带下。

配槐花治痔疮。

[常用量] 5～30 g。炮制后先煎。

[扩展资料] 本品含有动物胶、角蛋白、脂肪和钙。

为止血剂,用于治疗咯血、吐血、尿血、便血等症,且兼具解肌强壮之功。

对慢性肝炎、肝硬化腹水患者恢复期有滋补强化作用。

对遗精、结核病、软骨病有效。

断板龟片(断板龟,呷蛇龟,头边缘金黄色)是治骨结核的良方!

9. 鳖 甲

[来源] 鳖科动物鳖的背甲。野生。分布于江苏、安徽、浙江、江西等长江流域。

[别名] 团鱼盖、脚鱼壳、上甲、甲鱼。

[性味归经] 微寒,咸。入肝、肺、脾三经。

[功效] 滋阴潜阳,消癥瘕,软坚散结。

[应用] 配银柴胡、青蒿、当归、知母、地骨皮、秦艽、乌梅成鳖甲散治风劳骨蒸、咳嗽盗汗。

也可配成大定风珠治温病后期见阴虚风动。

配附子、三棱、莪术、香附、青皮、桃仁、红花、麦芽、神曲、鸡内金成鳖甲煎丸治瘀血停积之肝脾肿大、经闭。

治阴虚潮热、肝脾肿大配青蒿、银柴胡、知母、牡丹皮、桑叶、天花粉。

[常用量] 5～30 g。先煎。

[扩展资料] 本品含有动物胶、角蛋白、碘、维生素 D。

能抑制结缔组织增生,起到软肝、脾的作用。

能提升血浆白蛋白,用于治疗肝炎、贫血和蛋白比例倒置。

10. 百 合

[来源] 百合科百合属植物百合的鳞茎的鳞片。栽培与野生。分布于我国东北、西北及华东地区。

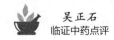

[别名]	野百合、喇叭筒、山百合、药百合、家百合。
[性味归经]	微寒,甘。入心、肺二经。
[功效]	清热润肺,止咳安神。
[应用]	配麦冬、玄参、芍药、生地、熟地、当归、甘草、桔梗、贝母成百合固金汤治肺虚咳嗽、咳血。
	配款冬花、蜂蜜成百花膏治咯血。
	百合知母汤、二至丸治热病后期烦躁失眠、神志不宁。
	百合加甘草、麦冬、大枣治癔症。
[常用量]	5～20 g。
[扩展资料]	含脂肪、生物碱、微量铁、水仙素。
	能治神经衰弱。

11.女　贞　子

[来源]	木樨科女贞属植物女贞的果实。栽培和野生。分布于黄河、长江流域。
[别名]	爆格蚤、冬青子。
[性味归经]	平,甘。入肝、肾二经。
[功效]	补肝肾,强腰膝,乌须明目。
[应用]	治肝肾阴亏,阴虚发热。
	配旱莲草成二至丸,治体弱有虚热。
	配旱莲草、桑葚、枸杞子治身体虚弱、腰酸膝软。
	治慢性苯中毒,配旱莲草、桃金娘根。
	能强心利尿,对老年性便秘有效。
	女贞叶可治疮、气管炎。
[常用量]	5～15 g。
[扩展资料]	含齐墩果酸、乌索酸、甘露醇、多量葡萄糖、脂肪油、亚麻仁油酸。
	对因化学疗法、放射病导致的白细胞蛋白下降有效。
	对痢疾杆菌有效。
	补而不腻。

12.旱　莲　草

[来源]	菊科鳢肠属植物鳢肠的全草。野生。分布于我国辽宁、河北、

陕西、华东地区、中南地区、西南地区等地。

[别名]　墨旱莲、水旱莲、莲子草、百花蠝蜞草、墨斗草、野向日葵、墨菜、墨旱草、墨比草、乌心草。

[性味归经]　微寒,甘。入肝、肾二经。

[功效]　补肾阴,止血痢,清热解毒,凉血止血。

[应用]　治衄血、咯血配荷叶、侧柏叶。

治胃十二指肠溃疡出血配灯心草。

治功能性子宫出血配仙鹤草、血余炭、槟榔炭。

治水田性皮炎用旱莲草外擦。

涂于局部使毛发生长。外用治癣、湿疹。

[常用量]　5～15 g。

[扩展资料]　含挥发油、鞣质、皂苷、烟碱、维生素 A 样物质、旱莲草素。

止血效果良好。

另有红旱莲别名小连乔、大汗淋草。能平肝火,其种子可治胃痛、能解毒,治头痛、吐血,亦能排脓。

（四）助 阳 药

助阳药是指能治疗阳虚病证的药物。

助阳扶阳、壮阳、补阳、温肾都是指补阳。

阳虚包括心阳虚、脾阳虚、肾阳虚。本章仅介绍补肾阳的药物。

助阳药具有温补肾阳、补津液及强壮筋骨等作用,适用于症见肢冷畏寒、阳痿、遗精、白带清稀、腰酸、膝软、小便频数、遗尿等,同时可用于因肾火衰微不能温运脾阳而引起的泄泻;肾气不足,摄纳无权,引起喘促,所以助阳药中有些药物能治慢性泄泻和虚喘。

阴虚火旺不宜使用。

1.肉 苁 蓉

[来源]　列当科鏢苁蓉属植物肉苁蓉的全草。野生。产于我国内蒙古、甘肃、新疆。

[别名]　淡苁蓉、酒蓯蓉、盐苁蓉、大芸、甘芸、甜大芸。

[性味归经]　温,甘、咸。入肾经。

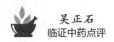

[功效]　　　滋肾,益精血,壮阳滑肠。

[应用]　　　治肾虚阳痿、腰膝无力、宫寒不孕。

肉苁蓉既能补肾壮阳,又能益髓生精,阴阳双补。适用于肾阳不足者,配熟地、白芍、牛膝、枸杞、山萸肉、茯苓、杜仲、远志、五味子、楮实子、小茴香、巴戟天、石菖蒲成还少丹治阳痿、遗精。

配沉香、紫石英成暖宫丸治肾阳虚所致症见少腹冷痛、宫寒不孕者。

配鹿角胶、杜仲、生地、当归、麦冬,治女子不孕。

配当归、生地、麻仁治血虚便秘。

配黑芝麻治大便秘结。

对膀胱炎、泌尿系统出血有效。

[常用量]　　5～15 g。

[扩展资料]　含列当素。

有降压作用。

便溏者不用。

2.列　　当

[来源]　　　列当科列当属植物列当的全草。野生,寄生于蒿类植物根上。分布于我国东北地区、华北地区、山东、湖北、四川、云南。

[别名]　　　草苁蓉、独根草、兔子拐棒。

[性味归经]　温,甘。入肾经。

[功效]　　　补肾助阳,强筋骨。

[应用]　　　治性神经衰弱、腰腿酸软。外用治小儿腹泻、肠炎、痢疾。

[常用量]　　5～12 g。

3.菟　丝　子

[来源]　　　旋花科菟丝子属植物菟丝子的种子。野生。分布于我国东北地区、华北地区及陕西、甘肃、宁夏、江苏、河南、湖北、四川、贵州、西藏等地。

[别名]　　　岳寄生、无根草、黄丝、黄丝藤、无娘藤、金黄丝子、豆须子、金钱草子。

[性味归经]　平,甘、辛。入肝、肾二经。

[功效]　补肝肾,益精髓,壮阳,强筋骨。

[应用]　治眼疾。

治阳痿遗精、小便频数、腰膝酸痛,配锁精丸(党参、莲须、锁阳、白术);症见腰膝酸软配补骨脂、杜仲、山药、牛膝。

治头晕目昏、肝肾不足配枸杞、山药、莲子肉、茯苓成菟丝子丸。

治胎动不安配党参、桑寄生、续断。

治崩漏用菟丝子吞服。

治眼疾配三七、黄芪、人参、紫河车成驻景丸。

配鹿茸、泽泻、龙骨、桂枝、附子、石斛、茯苓、牛膝、山萸、续断、防风、杜仲、苁蓉、补骨脂、苦橙皮、巴戟、沉香、茴香、五味子、川芎、桑螵蛸、覆盆子成大菟丝子丸,治肾气虚损、五劳七伤、脚膝痿软、目眩耳鸣、怔忡气短、盗汗、小便滑数等症。

治阳痿、遗精配枸杞、杜仲、莲须、韭菜子、五味子、补骨脂。

[常用量]　5～15 g。

[扩展资料]　含胆甾醇、菜油甾醇、香树精、树脂苷。

有降低心率的作用,但会使收缩振幅增加。

对子宫能产生节律性收缩。

有使血压下降、肠运动抑制的作用。

4. 淫 羊 藿

[来源]　小蘗科淫羊藿植物箭叶淫羊藿、心叶淫羊藿和大花淫羊藿、类叶淫羊藿的全草。野生。分布于我国陕西、辽宁、山西、湖北、四川、贵州、云南、江西、福建、江苏等地。

[别名]　三枝九叶草、仙灵脾、牛角花、三叉风、羊角风、三角莲、铜丝草。

[性味归经]　温,辛、甘。入肝、肾二经。

[功效]　补肾壮阳,祛风除湿,益精壮骨。

[应用]　能治阳痿、早泄、小便失禁、风湿关节痛、慢性腰腿痛、更年期高血压、慢性支气管炎。

治慢性支气管炎配紫河车。

治更年期高血压配仙茅、当归、巴戟、知母、黄柏,煎服(二仙汤)。

治风湿痹痛配威灵仙、苍耳子、桂心、川芎等成仙灵脾散。

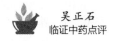

治阳痿配仙茅、肉苁蓉、菟丝子。

[常用量]　5～15 g。

[扩展资料]　含黄铜苷、木芝碱、苦味质、皂苷、挥发油。

以西北心叶淫羊藿效果最佳。

为性神经强化药,有促进精液分泌的作用,叶及根的作用最强。

对脊髓灰质炎病毒和其他肠道病毒均有显著抑制作用。

有降压作用,能利尿,有明显降血糖作用。

有维生素 E 样作用及保护脑作用。

淫羊藿乙酸乙酯换取物有镇咳作用。

5. 补 骨 脂

[来源]　豆科植物补骨脂属植物补骨脂的种子。栽培。产于河南、四川、陕西,全国均有。

[别名]　破因脂、胡因子、川故子、怀故子、故纸、黑故子、芝苋、胡韭子。

[性味归经]　大温,辛、苦。入脾、肾、心包络三经。

[功效]　补命门,补肾助阳,温脾,助相火。

[应用]　对腰膝冷痛、阳痿遗精、小便频数配胡桃仁、杜仲、萆薢成胡桃丸可治。

配韭子、菟丝子、芡实、益智仁可治阳痿遗精、小便频数、肾阳虚。

治白癜风、中皮癣、秃发用补骨脂酊,还可治疗扁平疣。

对肾阳虚衰、脾阳虚、五更泻配肉豆蔻、五味子、吴茱萸成四神丸可治之。

治肾泻配川椒、硫黄。

[常用量]　5～12 g。

[扩展资料]　含多种呋喃香豆素、补骨脂内脂(补骨脂素能增加皮肤黑色素)。

配牛膝、桂心成补骨脂丸治腰膝痛。

6. 益 智 仁

[来源]　姜科山姜属植物益智的果实。栽培或野生。分布于我国广东、阳江、雷州半岛、广西。

[别名]　　　益智子。

[性味归经]　温,辛。入脾、心、肾三经。

[功效]　　　暖肾,温脾,摄唾涎,缩尿。

[应用]　　　配人参、干姜、陈皮、藿香治胃寒呕吐。

　　　　　　配人参、半夏、陈皮、茯苓治脾虚,口多涎秽。

　　　　　　配厚朴、豆蔻治腹胀、便泻。

　　　　　　配桑螵蛸也可治小便频数。

　　　　　　配乌药、山药成缩泉丸治小便频数。

　　　　　　能止腹痛、神经性心悸。

　　　　　　配首乌、芡实、菟丝子、莲须治遗精。

　　　　　　配党参、白术、茯苓、木香治腹痛、泄泻、多唾。

[常用量]　　5～15 g。

[扩展资料]　含木安油精、姜烯、姜醇。

　　　　　　配覆盆子治夜尿多、小便频数,临床疗效好。

7.杜　　仲

[来源]　　　杜仲科杜仲属植物杜仲的树皮。栽培。分布于我国陕西、甘
　　　　　　肃、浙江、江西、河南、湖南、广西、广东、四川、贵州、云南等地。

[别名]　　　扯丝皮、思仲、丝绵皮、玉丝皮。

[性味归经]　温,甘、微辛。入肝、肾二经。

[功效]　　　补肝肾强筋骨,安胎。

[应用]　　　可治高血压。

　　　　　　治早期高血压病,配桑寄生、牡蛎、菊花、枸杞。

　　　　　　治腰腿酸痛、下身无力,配牛膝、补骨脂、红花、鸡血藤、枣皮、
　　　　　　续断。

　　　　　　配川续断成杜仲丸治妊娠胎动欲呕。

　　　　　　张锡纯寿胎丸中有杜仲配伍,可治肾虚滑胎。

[常用量]　　5～20 g。

[扩展资料]　含桃叶珊瑚苷、杜仲胶,种子含亚油酸酯。

　　　　　　有降压作用,其中炒杜仲比生杜仲作用强,煎剂比酊剂作用强。

　　　　　　杜仲酊对冠心病患者的心血管有收缩作用,对肾血管有扩张
　　　　　　作用。

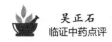

吴正石
临证中药点评

大剂量杜仲有安睡作用。

8. 续　断

[来源]　　　川续断科川续断属植物川续断的根。野生或栽培。主产于四川、湖南、湖北、贵州。

[别名]　　　和尚头、山萝卜。

[性味归经]　微温,苦。入肝、肾二经。

[功效]　　　补肝肾,续筋骨,通血脉,利关节;止痛,安胎,治遗精。

[应用]　　　配杜仲、狗脊、菟丝子治肾虚腰痛。

　　　　　　配牛膝、防己、老鹤草治风湿关节痛。

　　　　　　配桑寄生、女真子治先兆流产。

　　　　　　配骨碎补、桃仁、红花、川芎、土鳖虫治活血止痛、跌打损伤。

　　　　　　配艾叶、阿胶、当归、炒地榆、熟地治崩漏。

　　　　　　凡阴虚火旺不用。

[常用量]　　5～15 g。

[扩展资料]　含续断碱、挥发油、维生素 K。

　　　　　　有催乳、促进组织再生作用。

9. 鹿　茸

[来源]　　　脊椎动物科雄鹿头上尚未骨化的幼角。野生或饲养。主产于我国东北地区、华北地区、华东地区、华南山区、西南山区。梅花鹿称花鹿茸,马鹿称马鹿茸。

[别名]　　　茸角。

[性味归经]　温,甘。入肾、肝、心、心包四经。

[功效]　　　生精补髓,益血助阳,强筋健骨。

[应用]　　　贫血时可服 20%～30%鹿茸酒,但高血压、肾炎及肝炎者忌服。

　　　　　　配人参、黄芪、熟地、当归、肉苁蓉、牛膝成参茸固本丸治诸虚百损、元气不足、四肢痿软。

　　　　　　配生地、当归、白芍、阿胶治妇人血虚胎漏。

　　　　　　老年性虚寒性崩漏,用鹿茸配黄芪、当归、阿胶、乌贼骨。

　　　　　　对小儿发育不良有效,配五加皮、麝香,加六味丸治行迟齿迟。

　　　　　　配菟丝子、补骨脂、熟地、茯苓、柏子仁治虚损阳痿。

[常用量]　1～3g。另服。注:阴虚火旺禁用。

[扩展资料]　含激素和磷酸钙。

可促进红细胞、血色素及网状红细胞的生成。

对性神经、心脏有兴奋作用,能促进伤口愈合,有利尿功能。

鹿角治气弱虚寒疮肿,活血散结,乳痈初期、乳癖。能通乳。

鹿角胶有滋补、止血的作用,用于虚寒崩漏。

鹿角霜为熬胶的残渣,用于治疗血弱精寒、崩漏、肾虚带下、寒性崩漏、肾虚遗精等症,外用能止血、收敛。

10.蛤　　蚧

[来源]　守宫科动物蛤蚧除去内脏的干品。野生。主产于我国广东、广西、云南。

[别名]　对蛤蚧、蛤蚧干、仙蟾。

[性味归经]　平,咸。有小毒,去头足,活时可剪尾再生(单用尾)。入肺、肾二经。

[功效]　补肺、肾,益精助阳,止咳嗽。

[应用]　治老年喘咳、肺结核、神经衰弱、体虚弱性喘咳。

配人参、贝母、知母、杏仁,治久病之气喘、咳痰带血。

配沙参、知母、贝母、杏仁,治肺结核咳嗽。

治急慢性支气管炎,配乌贼骨加蜂糖。

配海马、巴戟、仙茅,治阳痿。

对冠心病、喘闷有效。

配五味子、川贝、紫菀、款冬花治喘咳。

[常用量]　一般不入煎剂,研粉吞服1～3g。

[扩展资料]　捕捉后不用水洗,有"无尾不入药"之说。

以背色青、细鳞、肚灰白、趾有吸盘、腹大于3寸者为佳。

对男性有雄激素样作用,对女性有雌激素样作用。

11.冬 虫 夏 草

[来源]　麦角科(肉痤菌科)虫草属植物冬虫夏草的子座及其寄生的干燥虫体。野生。分布于甘肃、青海、四川、云南、西藏等地。

[别名]　虫草、冬虫草、夏草冬虫。

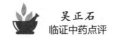

[**性味归经**]　温,甘。入肺、肾二经。

[**功效**]　益肺肾,补精髓,止血化痰。治虚喘、盗汗、遗精、阳痿、腰酸。

[**应用**]　治肺结核咯血,配贝母、沙参、杏仁、麦冬、阿胶。

[**常用量**]　研粉吞服1~3条,不入煎剂。

[**扩展资料**]　含虫草酸、冬虫草菌素。

对支气管、肠管、子宫、心肌均有抑制收缩的作用。

有镇静、催眠作用。

对慢性肾病、肺病有辅助治疗作用。

12.巴　戟　天

[**来源**]　茜草科巴戟属植物巴戟天的根。野生。产于我国广东、广西、福建。

[**别名**]　鸡肠风、鸡眼藤、黑藤钻、兔仔肠、三角藤、糠藤、巴戟肉、连珠巴戟。

[**性味归经**]　微温,辛、甘。入肾经。

[**功效**]　温肾助阳,强筋骨。

[**应用**]　本品为壮阳强壮药,可治疗风湿膝软。

配白术、五味子、茴香、熟地、肉苁蓉、人参、覆盆子、菟丝子、牡蛎、骨碎补、龙骨成巴戟丸,治肾虚、腰痛、滑精。

治阳痿、痹痛、脚气、寒疝、慢性风湿。

[**常用量**]　5~15g。去芯用。

[**扩展资料**]　含维生素C、糖、树脂。

有降压作用。

13.锁　阳

[**来源**]　锁阳科植物锁阳的肉质茎。多野生。主要分布于甘肃、内蒙古、新疆、青海。

[**别名**]　地毛球。

[**性味归经**]　温,甘。入肾经。

[**功效**]　补肾益精,润肠。

[**应用**]　治阳痿、腰膝弱、虚弱便秘。

配桑螵蛸、龙骨、茯苓成锁阳丹治滑泄脱精。

虎潜丸中为君药以补肝肾,养筋骨。

[常用量] 3～12 g。

[扩展资料] 便溏者不用。

14.仙　茅

[来源] 仙茅科仙茅属植物仙茅的根状茎。产于我国华东地区、中南地区、西南地区。

[别名] 独脚丝茅、山棕、地棕、千年棕、番龙草、波罗门参。

[性味归经] 温,辛、甘。有小毒。入肝、肾二经。

[功效] 壮阳暖精,散寒除痹。

[应用] 治脚腰冷痹,筋骨痿弱,阳痿。

配甘草、仙灵脾、枸杞治神经衰弱。

治更年期高血压综合征用二仙汤(配仙灵脾)、当归、知母、黄柏、巴戟。

治气喘用本药配二陈汤加生脉散。

治血清胆固醇过高症配徐长卿、五指毛桃、何首乌、楤木。

治硬皮病配淫羊藿、桂枝、红花、芍药、鸡血藤、丹参、当归、郁金、川芎、生熟地配右归丸。

[常用量] 5～12 g。

[扩展资料] 含生物碱、树脂、甘露醇。

15.韭　子

[来源] 百合科植物韭菜的成熟种子。栽培。全国各地均有栽培。

[别名] 韭菜子。

[性味归经] 温,辛、甘。入肝、肾二经。

[功效] 补肾肝,暖腰膝。阴虚火旺不用。

[应用] 治小便频数、遗尿、梦遗。

为兴奋、强壮、健胃药。

配牡蛎、龙骨治肾虚白带。

[常用量] 5～12 g。

[扩展资料] 韭子和葱子相似,但前者表皮多皱纹,嗅味不同。

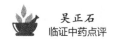

16.狗　脊

[来源]　蚌壳蕨科金毛狗脊属植物金毛狗脊的根状茎和茸毛入药。野生。分布于我国浙江、江西、福建、台湾、广东、广西、西南地区。

[别名]　金毛脊、金狗脊、金毛狮子、猴毛头、黄狗头。

[性味归经]　温,苦、甘。入肝、肾二经。

[功效]　补肾肝,强腰膝,除风湿,镇痛。

[应用]　本品对治腰病具有特效作用。

茸毛治出血。

治半身不遂、腰腿酸痛配牛膝、海风藤、木瓜、桑枝、续断、杜仲、秦艽、桂枝成狗脊饮。

拔牙出血可用茸毛止血。

[常用量]　5～15 g。

[扩展资料]　含绵马酚、山柰醇。

17.骨　碎　补

[来源]　水龙骨科槲蕨属植物槲蕨或中华槲蕨的根状茎。野生。分布于陕西、甘肃及我国西北地区、西南地区。

[别名]　肉碎补、石岩姜、猴姜、毛姜、申姜、爬岩炭、岩连姜。

[性味归经]　温,苦。入肝、肾二经。

[功效]　补肾接骨,行血止痛。

[应用]　治跌打损伤配红花、赤芍、土别。

配荆芥、白附子、牛膝、川断、肉苁蓉、威灵仙、砂仁、地龙、没药、自然铜、草乌、半夏成骨碎补丸,治肝肾阳虚、上攻下注、筋骨拘挛、手臂少力等症。

配猪肾治肾虚久泄(煎煮时忌铁器)。

胃火牙痛用济生肾气丸。

[常用量]　5～15 g。必须炮制。

[扩展资料]　含橙皮苷。

18.沙　苑　子

[来源]　豆科黄芪属植物扁茎黄芪的种子。野生。分布于我国东北地

区、西北地区。

[别名]　　　　潼蒺藜、蔓黄芪、夏苦草、沙苑蒺藜、毫蒺藜。

[性味归经]　　温,甘。入肝、肾二经。

[功效]　　　　补肝肾,明目固精。阴虚火旺者不用。

[应用]　　　　能治头晕眼花、腰膝酸软、遗精、早泄、尿频、尿遗。

　　　　　　　　配菟丝子、枸杞子、补骨脂、炒杜仲治遗精。

　　　　　　　　配牡蛎、龙骨、芡实、莲须、莲子粉成金锁固精丸治遗精、滑精。

[常用量]　　　5～15 g。

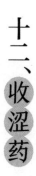

十二、收涩药

以收敛固涩为主要功能的药物,称为收涩药。

散而收之,涩能固脱就是收涩药主要功能,能治疗卫气不固、腠理疏松引起的自汗、盗汗;脾胃虚寒引起的久泻久痢;肾阳不足、精关不固引起的相火变动的遗精早泄;膀胱虚寒、约束无能引起的尿频、遗尿;冲任不固、带脉失约、脾虚无力引起的流血、湿浊下注的崩落带下;肺气耗散引起的久咳虚喘之滑脱症候。该类药物具有敛汗、涩肠、固精、止血、敛气的作用。

味多酸涩,敛汗入心,涩精归肾,固肠入脾肺大肠。

汗多、表邪未尽、相火旺引起的遗精、遗尿及久泻而湿热未清者一般不宜用。另外,此法也是急则治其表,是权宜之计。

1. 山 茱 萸

[来源]　山茱萸科灯台树属植物山茱萸的去种子的果实。栽培或野生。产于我国山西、江苏、安徽、陕西、河南。

[别名]　萸肉、山黄肉、药枣、枣皮、蜀酸枣。

[性味归经]　温,酸,涩。入肝、肾二经。

[功效]　补益肝肾,涩精止汗。

[应用]　治阳痿、遗精、尿频、月经不止、自汗、耳聋目眩、腰膝软。

配熟地、山药、牡丹皮、泽泻、茯苓成六味丸治遗精、肾虚腰痛。

配五味、党参治自汗、崩漏。

配金樱子、补骨脂、菟丝子、当归治阳痿早泄。

配阿胶治月经过多。

配白术、龙骨、牡蛎治汗出不止。

配牡丹皮、茯苓、覆盆子、肉桂、附片、熟地、山药、补骨脂、薏苡仁、智仁治遗尿。

配五味子、益智仁治老年尿失禁。

[常用量]　5～15 g。

[扩展资料]　含维生素 A、没食子酸、苹果酸、酒石酸、山茱萸苷等,对葡萄糖球菌、痢疾杆菌有抑制作用,对肠管痉挛有解除作用。

有利尿降压作用,可治高血压,对放射病治疗亦有效。

云南又称滇枣皮(又名酸枣皮、西西果皮,为滇刺枣的果皮,鼠李科枣属)。

四川德昌、会理,有雕核樱(土枣皮又名蜀酸枣皮,蔷薇科樱桃属)。

2.桑 螵 蛸

[来源]　螳螂科昆虫大刀螂、薄翅螳螂、巨斧螳螂干燥卵鞘。全国大部分地区有产。

[别名]　螳螂巢、螳螂子、刀螂子、螳螂蛋、流尿狗、拦尿狗。

[性味归经]　平,甘、咸。入肝、肾二经。

[功效]　益肾,固精,缩尿止带,助阳。阴虚多火、膀胱有热者不用。

[应用]　治遗精遗尿、小便频数、月经不止。

配远志、人参、龟板、龙骨、石菖蒲、当归、茯神成桑螵蛸散治小便频数。

配龙骨治虚劳盗汗、遗精白浊、早泄。

配菟丝子、韭子治老人遗尿。

配益智仁治小儿遗尿。

配黄芪、补骨脂、益智仁治小儿遗尿。

[常用量]　5～12 g。

[扩展资料]　含蛋白质、脂肪、铁、钙和胡萝卜素。

治尿频遗尿用鸡肠汤(桑螵蛸、黄芪、当归、补骨脂、覆盆子、枸杞、益智仁、党参、元肉、黑豆、鸡杂)。

另有一法用胡椒、桑螵蛸、肉桂研末纳脐眼治夜尿。

胹损方(桑螵蛸、马勃、阿胶、荔枝肉、黄蚕茧、鱼肚),治产后小便失禁。

3.乌 贼 骨

[来源]　乌贼动物金乌贼、针乌贼、无乌贼的干燥背骨。产于辽宁、山东、江苏、浙江、福建。

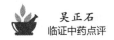

[别名]　　　海螵蛸、墨鱼骨。

[性味归经]　微温,咸、涩。入肝、肾二经。

[功效]　　　止血,止带,固精,通血脉,抑酸。

[应用]　　　配阿胶、白芍、藕节治吐血。

配槐花,吹鼻止鼻衄。

配阿胶、鹿茸治崩中带下。

配黄芪、白术、枣皮、白芍、龙骨、茜草根、五倍子、棕炭成固冲汤治赤白带。

配冰片点目翳。

配胆矾治痔出血。

配山药、莲须、芡实、金樱子治遗精。

配浙贝母成乌贝散治胃酸过多。

[常用量]　　5～15 g。

[扩展资料]　含碳酸钙、少量甲壳质、磷酸钙、镁。

707 胃药:乌贼骨、玄胡索、枯矾、珍珠母、青木香、蜂糖。

外用治伤口出血和沙眼。

4.金 樱 子

[来源]　　　蔷薇属植物金樱子的干燥果实。野生。产于我国广东、湖南、贵州、浙江、江西。

[别名]　　　糖罐子、刺头、刺梨子、灯笼果、野石榴、倒挂金钩、黄茶瓶。

[性味归经]　平,酸、甘。入肾、脾、肺三经。

[功效]　　　涩精,固肠,止遗尿,止崩,止带。

[应用]　　　配芡实成水陆二仙丸治肾虚、滑精、白浊。

单味金樱子治遗尿、白浊(可加沙苑子、龙骨、牡蛎、菟丝子)。

配覆盆子、桑螵蛸、山药、莲须治遗尿。

配党参、茯苓、莲子成秘元煎治脾虚久泻(还可加芡实、白术、山药)。

配金樱根、金钱草、金钱风、海金沙、葫芦茶,治肾盂肾炎。

配金樱根、黄毛耳草、贯众、车前草治乳糜尿。

[常用量]　　5～15 g。

[扩展资料]　含维生素 C,苹果酸、枸橼酸,对流感有抑制作用。

果实对性神经衰弱、高血压、神经性头痛有效。

根尚可治烧伤。可治橡皮肿、风湿痛和子宫脱垂(配黄精)。

5. 莲 子

[来源]	睡莲科植物莲的干燥种子。多栽培。普遍。
[别名]	莲肉、莲米、莲实。
[性味归经]	平,涩、甘。入心、脾、肾三经。
[功效]	养心益胃,健脾止泻。
[应用]	莲子甘能补,涩能敛,配芡实、沙苑子、龙骨、牡蛎治心肾不交的遗精、白浊。
	配归芍四君子汤治脾虚湿热下注的崩漏带下。
	配老黄米、猪苓、泽泻、白术、木香、干姜成莲米散治老人五更泄泻。
	配石菖蒲、莲须、甜石莲、陈仓米治久痢噤口,能促进饮食。
	配茯苓、补骨脂、神曲、山药治脾虚泄泻。
[常用量]	5～20 g。
[扩展资料]	含棉籽糖、β-谷甾醇、淀粉。

6. 莲 须

[来源]	莲的干燥雄蕊。
[别名]	莲蕊须、杜莲须。
[性味归经]	温,甘、涩。入心、肾二经。
[功效]	固精止遗。
[应用]	治白带、遗精、遗尿、吐血、崩漏等症。
	配金樱子治遗精。
	配黄连、黄柏、益智仁、砂仁、半夏、茯苓、猪苓、甘草成治浊固本丸治湿热下注,下浊不止。
[常用量]	1～3 g。
[扩展资料]	含黄酮类生物碱。为滋养强壮剂,对慢性肠炎和神经衰弱有效。

7. 石 莲 子

[来源]	莲的成熟果实。经霜后取出或落入泥地中挖出的,外表黑色。

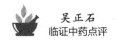

[别名] 甜石莲、壳莲子、带皮莲子。

[性味归经] 平,甘、微苦。入心、肾二经。

[功效] 祛湿热,开胃进食,健脾止泻。

[应用] 对慢性痢疾、食欲不振有效。

配人参、川连、石菖蒲、丹参、茯苓、陈皮、冬瓜仁、荷叶蒂治慢性痢疾。

[常用量] 5～12g。

[扩展资料] 不同苦石莲,苦石莲为豆科苏木属南蛇簕(广石莲、老鸦枕头、青蛇子、木莲)的种子,特征是中间小二头圆黑发亮,质极坚硬,味苦,无莲芯(喙荚结实)食有刺舌麻喉,令人呕吐,产于广东、广西和云南等地,不能代甜石莲,可治流感。

8.莲 房

[来源] 莲的干燥花托。

[别名] 莲蓬。

[性味归经] 温,苦、涩。入心、肾二经。

[功效] 消瘀止血,收敛。

[应用] 治血崩、下血、溺血、久痢、脱肛、痔、胞衣不下、产后瘀血腹痛等症均可。

配荆芥炭、牡丹皮、小蓟、白茅根治子宫功能性出血和尿血。

[常用量] 5～12g。

9.莲 蕊

[来源] 莲子中间绿色胚芽,又称莲子心。

[性味归经] 寒,苦。入心、肾二经。

[功效] 清心火,降血压。

[应用] 治热病口渴、心烦失眠。

配酸枣仁、夜交藤、茯神治心烦不眠。

配远志、酸枣仁、石决明治高血压病。

[常用量] 1～3g。

[扩展资料] 含莲心碱、荷叶碱、木犀草苷、金丝桃苷、芦丁、杏黄罂粟碱,具有减压、强心作用。

10.荷　　叶

［来源］	莲的叶片和叶基部,如叶基部和中央茎为荷蒂。
［性味归经］	平,微苦。入肝、脾、胃三经。
［功效］	升清降浊,清暑解热。炒炭止血。
［应用］	对中暑、出血、肠炎有效。
	配芦根、扁豆治中暑,还可加青蒿、甘草、滑石。
	配白茅根、藕节炭治各种出血。
	配刺蒺藜、合欢皮可降血脂。
［常用量］	5～20 g。
［扩展资料］	含荷叶碱、黄铜苷、槲皮素。

11.荷　　梗

［来源］	为莲的叶柄。
［性味归经］	平,微苦。入脾、膀胱经。
［功效］	清暑,宽中理气。
［应用］	治中暑头昏、胸闷、气滞有效。
	配香薷、扁豆花、莲心、绿豆衣治中暑烦渴。
［常用量］	5～15 g。
［扩展资料］	含黄铜苷和天冬酰胺。

12.荷　　花

［来源］	莲的大花蕾,又称莲花。
［性味归经］	温,苦、甘。入心、肝二经。
［功效］	祛湿止血。
［应用］	外敷对天疱疮有效,内服治损伤、天疱疮。
［常用量］	1～5 g。
［扩展资料］	含木犀草苷、山奈醇等。

13.藕

［来源］	莲的根状茎。
［性味归经］	寒,甘。入肝、肺、胃三经。

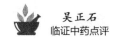

[功效]	凉血散瘀,止咳除烦。
[应用]	治热病烦渴及各种出血。
[常用量]	5～15g。
[扩展资料]	含天冬酰胺。

14.五 味 子

[来源]	木兰科北五味子属植物五味子的果实。分布于东北、河北、山西、陕西、宁夏、山东、江西、湖北、四川、云南。
[别名]	辽五味、北五味。
[性味归经]	温,酸、咸。入肺、肾二经。
[功效]	敛肺滋肾,生津敛汗,止泻涩精。
[应用]	对口渴、自汗、盗汗、遗精、久泻、咳喘、神经衰弱等症有效。 配麻黄、细辛、干姜成小青龙汤治痰饮喘咳(实喘)。 配人参、麦冬成生脉散治热伤元气、口渴多汗。 配吴茱萸、豆蔻、五味子、补骨脂成四神丸治五更泄泻。 配人参、核桃仁治肺虚咳喘。 配山药、酸枣仁、柏子仁、元肉、女贞子、制何首乌治神经衰弱。 配麻黄、当归、补骨脂、半夏治肾虚型慢性气管炎。 配六味丸成都气丸治阴虚盗汗,或加麦冬成麦味地黄丸。 单味可以降低转氨酶,对传染性肝炎亦有效。
[常用量]	5～12g。
[扩展资料]	含挥发油、γ-五味子素、五味子醇、苹果酸、维生素 C,含 34％脂肪油、精氨酸、少量酒石酸和矿物质(铁、锰等)。 可促进兴奋和抑制的进程,能增强利舍平作用,能增强肾上腺可的松的作用,有明显止咳祛痰作用。 为滋养强壮剂,对神经衰弱和血循环、过度疲劳有帮助。 对小儿赤痢有效,能兴奋子宫,促进子宫收缩。 北五味子色黑肉厚,药效佳。 南五味子色棕红色,细小,肉薄,药效差。

15.碧 桃 干

[来源]	观赏重瓣花桃的干品。全国各地均有分布。

［别名］　　　桃枭、瘪桃干。

［性味归经］　微温，苦。入心经。

［功效］　　　止汗止血。

［应用］　　　配麻黄根可止汗。

［常用量］　　3～12g。

［扩展资料］　有表邪不用。

16. 乌　　梅

［来源］　　　蔷薇科樱桃属植物梅。栽培。产于浙江合溪者为吉梅、玉梅；
　　　　　　　福建产为建梅；广东产为广东梅，质差；四川产为川梅。

［别名］　　　酸梅、黄仔、合汉梅、干枝梅。

［性味归经］　温，酸、涩。入肝、脾、肺三经。

［功效］　　　敛肺涩肠，生津止渴，驱蛔止痢。

［应用］　　　配诃子、五倍子、五味子、枯矾成玉关丸治久咳久泻。

　　　　　　　配黄连、黄柏、干姜、附子、花椒、桂枝、细辛、人参、当归成乌梅
　　　　　　　丸，治蛔瘕并治久痢。

　　　　　　　配诃子、罂粟壳、苍术、茯苓、党参、木香成固肠丸治久泻久痢。

　　　　　　　配川椒、黄连、黄芩、白芍、干姜、人参、枳实、半夏成椒梅汤，治
　　　　　　　暑邪深入厥阴，症见舌灰，消渴，心下板实。

　　　　　　　配石兰、知母、天花粉、麦冬、沙参以生津止渴，治热甚烦躁。

　　　　　　　配乌梅、诃子、萎陵菜、鸦胆子仁去油，治阿米巴痢疾。

　　　　　　　配罂粟壳、五味子、杏仁、乌梅肉、五倍子、川贝、百合、百部、枯
　　　　　　　矾成久喘丸，治慢性支气管炎。

　　　　　　　炒炭可止血，配地榆炭、黑荆芥、棕炭，用于崩漏。

　　　　　　　配苦楝皮、白芍、枳壳、柴胡、黄连、生姜治蛔虫腹痛。

　　　　　　　配乌梅、五味子、红木香(南五味)治胆囊炎。

［常用量］　　5～15g。

［扩展资料］　含草果酸、酒石酸、琥珀酸。

　　　　　　　能抗蛋白质过敏，对肠胃有抑制作用。

　　　　　　　用于治疗鼻息肉，乌梅肉炭、石硼砂、冰片，外敷。

　　　　　　　治牛皮癣可服乌梅膏。

　　　　　　　另可治脚垫鸡眼。

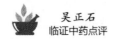

是镇咳、祛痰、镇呕、解热药,对肠炎亦有预防作用。

17.诃　　子

[来源]　　使君子科榄仁树属植物诃子树的果实。多栽培。主产于我国广东、广西、云南。

[别名]　　诃黎勒。

[性味归经]　温,苦、酸、涩。入肺、大肠二经。

[功效]　　敛肺,涩肠。

[应用]　　治久咳、喘息、失音、久泻久痢,但初咳新痢不用。

配衔米壳、干姜、橘红成诃子散治虚寒泄泻、半谷不化、脱肛。

配青黛、天花粉、海浮石、栀子治咳嗽、痰血。

配白及、延胡索、甘草、天仙子(莨菪子)为一丸治胃十二指肠溃疡,一日口服3次,一次1丸。

配诃子、甘草、百合、百部治慢性气管炎。

配甘草、桔梗成清音汤,治失音。

配熟地、黑芝麻、千张纸、儿茶、硼砂、青黛、蝉蜕、桔梗、甘草成开音丸,治失音。

[常用量]　3～12 g。

[扩展资料]　含诃子酸、奎尼酸、磺酸、鞣质。

治菌痢有效。

适用于慢性喉炎、喉结核、肠出血、痔漏、女子带下、子宫功能性出血等病。

18.藏　青　果

[来源]　　诃子树干燥的幼果。

[别名]　　西青果。

[性味归经]　微寒,苦酸涩。入肺、胃二经。

[功效]　　清热,生津,解毒。

[应用]　　治阴虚白喉,风火喉痛有效。中寒者不用。

[常用量]　5～12 g。

19.麻　黄　根

[来源]　　麻黄科麻黄属植物草麻黄、木贼麻黄、中麻黄的根。产地同

麻黄。

[别名]　　　　色道麻、结力根(蒙古)。

[性味归经]　平,甘涩。入心、肺二经。

[功效]　　　止汗。

[应用]　　　配黄芪、牡蛎治自汗。

　　　　　　　配生地、当归、熟地治盗汗。

　　　　　　　配麻黄根30％、牡蛎30％、乌洛托品15％、滑石粉25％治脚汗。

[常用量]　　1～5g。

[扩展资料]　能降压,含伪麻黄碱,有止汗作用。

　　　　　　　对平滑肌有收缩作用,作用与麻黄相反。

20.浮　小　麦

[来源]　　　禾本科植物小麦的浮轻的瘪瘦果实。全国产麦区均有。

[性味归经]　凉,甘。入心经。

[功效]　　　止汗,退热,养心阴。

[应用]　　　配山茱萸、白术止自汗。

　　　　　　　配糯稻根、碧桃干治盗汗。

[常用量]　　5～15g。

21.覆　盆　子

[来源]　　　蔷薇科悬钩子属植物华东覆盆子、悬钩子的干燥果实。分布于
　　　　　　　江苏、安徽、浙江、广东、广西、湖北、福建。

[别名]　　　小托盘、牛奶母、大麦泡、槭叶莓、大号角公。

[性味归经]　微温,甘、酸。入肝、肾二经。

[功效]　　　补肝肾,缩尿,固精壮阳。

[应用]　　　配枸杞子、五味子、车前子、菟丝子成五子衍宗丸治阳痿、遗精,
　　　　　　　填精,补髓,益肾。

　　　　　　　配桑螵蛸、菟丝子、龙骨、牡蛎、肉桂、五味子治遗尿。

[常用量]　　5～15g。

[扩展资料]　含枸橼酸、苹果酸、维生素A、维生素C、有机物、酒石酸。

　　　　　　　能抑制霍乱弧菌生长,肠炎可试用。

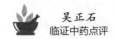

22. 芡 实

[来源]　睡莲科芡属植物芡实的种仁。分布于河北、山东、江苏、江西、河南、湖北、湖南、四川、贵州。

[别名]　鸡米头、鸡头、刀芡实、苏芡、刺莲蓬实、肇实。

[性味归经]　平，甘、涩。入脾、肾二经。

[功效]　补脾益肾，止泄，固精。

[应用]　配金樱子成水陆二仙丹治神经衰弱、前列腺液漏、遗精、滑精、慢性肠炎、肠结核等病症。

配莲子肉、白术、党参、茯苓治脾虚腹泻。

配乌贼骨、菟丝子、山药、黄柏治白带。

[常用量]　3～15 g。

[扩展资料]　含淀粉、蛋白质、脂肪、少量钙、磷、铁、核黄素、抗坏血酸。

为滋养强化剂，治痛风、下肢关节痛，镇静收敛。

23. 肉 豆 蔻

[来源]　肉豆蔻科植物肉豆蔻的种仁。主产于云南、台湾、广东。

[别名]　玉果、豆蔻、顶头肉、统肉果。

[性味归经]　温，辛。入脾、胃、大肠三经。

[功效]　理脾，暖胃，涩肠，下气。

[应用]　治虚泻寒痢、呕吐、脾胃虚寒。

四神丸治久痢。

理中汤加诃子配合治久痢。

[常用量]　3～12 g。

[扩展资料]　含挥发油（豆蔻醚、丁香酚、异丁香酚、右旋莰烯、二聚戊烯、右旋沉香萜醇、右旋龙脑），又含脂肪油。

少量使用本品能促进胃液分泌及肠蠕动，大量则有抑制作用，甚至痉挛。

本品挥发油可治风湿痛。

肉豆蔻衣谓玉果花，即肉豆蔻的假种皮，作用相同。

24. 五 倍 子

[来源]　漆树科漆树属植物盐肤木、青麸枸、红麸杨受蚜虫的刺伤而成

书状虫瘿。产于四川、贵州,角倍在 9—10 月采,肚倍在 6 月间采。

[别名]　　　文蛤、棓子、百药煎、百虫仓。

[性味归经]　平,咸、酸。入肺、肾、大肠三经。

[功效]　　　收敛,止血,降火,涩肠。

[应用]　　　对久咳、久痢、盗汗、崩漏有效。

研粉敷脐眼治小儿汗多。

配茯苓、龙骨成玉锁丹,治肾经衰弱、心气不足、遗精多梦、关节疼痛。

配槐花、地榆治便血。

脱肛可用本品外洗;治口腔炎,5％～10％本品溶液漱口。

治子宫颈糜烂用本品配枯矾、金银花、甘草涂抹。

[常用量]　　3～10 g。

[扩展资料]　含鞣质、没食子酸,鞣质含量为 50％～80％。

百药煎为本品发酵而成。

可解生物碱中毒。

25.赤　石　脂

[来源]　　　一种天然的红色多水高岭土。分布于江苏、福建、陕西、山西、湖北、河南、安徽。

[别名]　　　石脂、陶土、红高岭土、红土。

[性味归经]　温,甘、涩。入胃、大肠二经。

[功效]　　　清肠止涩,生肌。

[应用]　　　治崩中带下、下痢脱肛。

配干姜、粳米成桃花汤治伤寒下痢、便脓血不止。

配白芷、鸡内金、红丹、龙骨、枯矾、熟石膏、冰片,治皮肤溃疡、疖肿。

有止崩方,组成为党参、当归、阿胶、茯神、赤石脂、禹余粮、牡蛎、棕榈炭、陈墨、灶心土,对子宫功能性出血有效,长期大量使用可能有水肿出现。

[常用量]　　5～12 g。

[扩展资料]　含硅酸铝、铁、锰、镁、钙。

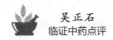

有吸附作用,能排除毒物,抑制异常发酵。(对肠炎、伤寒、霍乱有效)

对黏膜有保护作用,能防止黏膜出血。

白石脂即白陶土,仅比赤石脂色白或淡红,味甘、酸,性平,亦为肠道止泻剂,现作吸收剂。

26.罂　粟　壳

[来源]	罂粟壳植物罂粟的干燥果壳。
[别名]	粟壳。
[性味归经]	微寒,酸、涩。入肺经。
[功效]	镇痛,止泻,止咳,
[应用]	风寒咳不用。
	真人养脏汤治久泻。
[常用量]	3~6 g。
[扩展资料]	含吗啡、罂粟碱、可待因。

27.白　　果

[来源]	银杏科银杏属植物银杏的种仁。多栽培。全国各地均有。
[别名]	银杏、公孙果、飞蛾叶、鸭脚子。
[性味归经]	平,甘、苦。有毒。入肺经。
[功效]	润肺,定喘,涩精止带。
[应用]	配地龙、黄芩治慢性支气管炎。
	配麻黄治咳喘。
	配黄柏、山药、车前子仁成易黄汤治湿热带下。(还可加土茯苓、椿根皮、鱼腥草)
	治冠状动脉硬化性心脏病用叶,也可治高胆固醇。
[常用量]	成人以不超过 10 颗为准。
[扩展资料]	含有氰化白果酸、黄酮苷。
	银杏叶对震颤麻痹患者有效,能增加脑血流量。
	可提取舒心宁、舒心酮。

28.朝　天　罐

[来源]	野牡丹科植物金锦香的干燥全草。主产于贵州、四川。

[别名]　　　天香炉。

[性味归经]　凉，甘、淡。入肺、肝、大肠三经。

[功效]　　　清实热，解毒，收敛。

[应用]　　　治肺热咳嗽、泄泻、痢疾。

[常用量]　　10～15 g。

[扩展资料]　常用于无菌性肠炎，尤对腹泻型肠易激综合征有效。

收涩药小结

收敛固涩药能治滑脱症、自汗、盗汗、遗精、失血崩带，包括止汗、固精、止泻、止带、缩尿，可分为三大类：

A. 止汗：用于表气不固，无故自汗，阴血偏重，睡中出汗，醒后汗止，胃盗汗。

浮小麦、麻黄根，浮小麦偏补治盗汗，麻黄根治自汗。

五味子生津敛汗，用于热伤气阴的自汗，配滋肾补肾，用于盗汗。

山茱萸常用于阳虚的自汗。

使用注意点：汗出因表不固而用，否则不能用止汗药（如热迫汗出、湿热有汗）。如汗多出现冷汗淋漓、肢体厥冷，急用回阳救逆法。止汗无效。

B. 止泻：用于脾虚不摄、肾阳不足的大便泄泻、日久不止，再配合健脾温肾的药，标本兼施才能达到效果。肾阳不足可选乌梅、诃子、五倍子、五味子、莲子。若脾虚可选罂粟壳、赤石脂、芡实。

使用注意点：收涩止泻对实证、热证不能用，对湿热未传不能用。

C. 涩精缩泉止带：因为肾气不能固涩精液，有遗精、脾阳不运、湿浊下注出现浊带等症，若膀胱气化功能差，出现尿频、小儿遗尿，用治标药必须先助阳、益肾、补脾、补气才能增加效疗。遗精遗尿常用山萸肉、桑螵蛸、覆盆子、金樱子；肾虚遗精加五味子、莲子、覆盆子；脾虚带下选乌贼骨、莲子、芡实、白果。

使用注意点：如果上述不属虚衰脱滑之症不用。遗精常在年轻人因相火过旺，必须用黄柏、知母，泻其相火；湿热带下配伍清热利湿药黄柏、蛇床子、苦参才能有效。

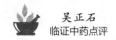

十三、芳香开窍药

凡气味芳香善于走窜、开窍、醒神为其主要作用的药物,统称为芳香开窍药。

心主神志,如为邪气所蒙,则神志昏迷,芳香开窍药均能入心开窍,僻邪气的开闭,可使昏迷恢复常态,故凡热邪内闭,感受暑热秽浊之邪,风痰上涌厥逆,以及中风、惊风、癫痫者均可用芳香开窍药以急救,待苏醒以后再随证用药。

其作用是苏醒、镇静、除烦、止惊厥而止痉。

配伍:热闭用凉开法即开窍药配合清热解毒药(如安宫牛黄丸、至宝丹)。寒闭用温开法,即用开窍药配合辛温行气的药(如苏合香丸)。

禁忌:脱证。

只能暂服,不能久服。

本类药物除石菖蒲外,均入丸散,不入汤剂。

1. 麝　香

[来源]　鹿科动物麝的雄性香囊内的分泌物干燥而成。野生在康藏高原。四川阿坝为我国之主要产地,现在四川、安徽已有饲养。

[别名]　元寸香、原麝香、香脐子、寸香、麝脐香、臭子、当门子。

[性味归经]　温,辛。通十二经。

[功效]　通窍,通经络。本品有堕胎作用,孕妇禁用。

[应用]　配牛黄、腰黄、珠粉、蟾蜍、冰片成六神丸治一切无味肿毒、咽痛。

配冰片、牛黄、朱砂成至宝丹治热病神昏、中风昏厥、惊痫。

配成醒消丸:雄黄、乳香、没药、麝香、黄米粉,治红肿疼痛、痈疡初起。

配血竭治跌打损伤。

配枯矾、龙骨、黄丹成香矾散治中耳炎。

[常用量]　5～10 mg,一般用于中成药。

[扩展资料] 含麝香酮、甾体激素雄素酮、蛋白质。

缩短巴比妥时间。

有镇静、兴奋呼吸、加速心搏、升高血压、发汗、利尿作用。

对怀孕子宫有兴奋作用,对非妊娠子宫则是抑制作用。

2. 冰　　片

[来源] 机制冰片系以松节油、梓脑为原料经化学合成的龙脑,又称消旋龙脑。真正应为龙脑香科植物龙脑香树脂的加工结晶品,主产于非洲及印度尼西亚,称龙脑香、龙脑冰片,亦称梅片,其色洁白,质松脆,气清香浓,味辛凉,烧之黑烟,无遗留。

菊科艾纳香属植物大风艾的鲜叶经蒸馏的结晶为艾片(结片),主产于广东、广西、贵州罗甸、云南。(提制艾片为左旋龙脑)艾纳香、艾粉,色青带白,质坚脆,气淡,味淡。

[性味归经] 凉(微寒),苦、辛。入肺、心、肝三经。

[功效] 通窍,散郁火,去翳。

[应用] 行军散治中暑、霍乱。胆管蛔虫方(当归龙荟丸用龙脑代麝香)治蛔虫钻胆。

内服治中风口噤、惊痫痰迷,无实邪不用。

配硼砂、玄明粉、朱砂成冰硼散治咽喉痛。

配炉甘石、莘荠粉、朱砂点眼,治目赤生翳。

配薄荷冰、炉甘石粉、滑石粉治痱子。

[常用量] 只有龙脑香和艾片才能内服,5～10 mg。

[扩展资料] 机制多为外用。

内服艾纳香为宜。

用梅片、凡士林外敷膻中穴,1日1次,7日1个疗程,对慢性支气管炎有效。

3. 石　菖　蒲

[来源] 天南星科菖蒲属植物石菖蒲的根状茎。野生。产于长江以南各省。

[别名] 山菖蒲、菖蒲叶、剑菖、溪菖、水剑草、香菖蒲、药菖蒲。

[性味归经] 温,辛。入心包经。

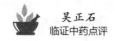

[功效]　　　开窍,健胃,祛风,豁痰,解毒,芳香化湿。

[应用]　　　治痰热内闭、耳聋、多梦、健忘、湿痰蒙窍,外用治痈疖。

　　　　　　　配远志、郁金、半夏、茯苓、胆南星治湿痰蒙窍、神志不清。

　　　　　　　配陈皮、香附、草豆蔻治胸腹胀闷、食欲不振。

　　　　　　　小儿回春丹中治热病神昏。

　　　　　　　单味治痢疾。

[常用量]　　5～15g。

[扩展资料]　含挥发油、细辛醚、氨基酸、糖。

　　　　　　　同属钱菖蒲,可供鲜用。

　　　　　　　菖蒲、白菖蒲、水菖蒲、泥菖蒲(其叶有剑刃,均属伪品)。

　　　　　　　为兴奋剂,用于消化不良、肠绞痛。

　　　　　　　菖蒲、竹茹,对流脑呕吐有效。

4.九 节 菖 蒲

[来源]　　　毛茛科植物阿尔泰银莲花的根。产于福建、山西、陕西。

[别名]　　　京菖蒲、节菖蒲、陕西菖、建菖蒲、小菖蒲、鸡爪莲。

[性味归经]　温,辛。无毒。入心、胃二经。

[功效]　　　开窍化痰,醒脾安神。阴虚不用。

[应用]　　　治热痹神昏、耳鸣耳聋。亦能镇静、镇痛。

　　　　　　　用于神经衰弱、消化不良、风湿痹痛,外用治毒疮、耳聋耳鸣。

　　　　　　　配香附、吴茱萸治腹胀、腹痛、胸闷。

　　　　　　　配牛黄、天竺黄、胆南星,可清热化痰,治癫狂、痴呆、耳鸣、耳
　　　　　　　聋。

　　　　　　　配郁金、竹叶、半夏成菖蒲郁金汤,治清阳不升、神志昏迷、痰蒙
　　　　　　　心窍。

[常用量]　　3～12g。

[扩展资料]　有人谓水菖蒲之多节品,别名也谓九节菖蒲。

5.牛　　黄

[来源]　　　为洞角牛科动物牛胆囊中的结石。全国有产,以西南、西北、东
　　　　　　　北为多。

[别名]　　　丑宝、天然牛黄、西黄、心黄、肝黄、胆黄。

[性味归经]　凉,苦、甘。入心、肝二经。

[功效]　清心解毒,开窍豁痰,定痉。

[应用]　配朱砂、黄连、栀子、郁金成牛黄清心丸,治温病高热神昏、谵语、小儿高热惊厥。

配郁金、犀角、黄连、朱砂、梅片、麝香、珍珠、栀子、雄黄成安宫牛黄丸,治瘟病、邪入心包、神昏谵语。

配甘草、金银花、草河车成牛黄解毒丸,治小儿胎毒,一切外症。

配琥珀、胆南星、麝香、天竺黄成牛黄抱龙丸,治小儿急惊风、手足抽搐、痫狂。

配珍珠成珠黄散,治口疮。

本品是很多中成药中很重要的组成部分,六神丸、再造丸、犀黄丸、牛黄清心丸、至圣保元丹均用。

[常用量]　5～10 mg,一般不入煎剂。

[扩展资料]　含胆酸、胆甾醇、麦角甾醇、脂肪酸、卵磷脂、胆红素、维生素 D、钙、铁、酮、丙氨酸、甘氨酸、牛磺酸、天冬氨酸、精氨酸、亮氨酸、蛋氨酸。

对中枢神经有抑制作用,有抗惊厥作用、解热作用、利胆作用,促进红细胞的新生,增加血红蛋白,大剂量反而破坏红细胞。

治热病谵语、高热神昏、狂躁、小儿惊风抽搐、痰涎壅盛、痈肿疔疮、中风不语、喉痹,但营分无热者及孕妇不能服用。(中风口眼歪斜无实热者不用,用则成口噤。)

鉴别:加硫酸呈绿色,加硝酸呈红色,加氨成黄褐色。

染指甲不脱色,称挂甲,气清香,味先微苦后甜,入口有清凉感,嚼之不粘牙,可慢慢溶化。

有人工牛黄,多量粉末状,能染甲,气味略腥,味微甜而苦,入口有清凉感,作用同天然牛黄(抗惊、解热、祛痰、抗菌)。

6.苏 合 香

[来源]　为金缕梅科苏合香树经采制而成的香树脂。原产于非洲、索马里。

[别名]　苏合油。

[性味归经]　温,甘。入心、脾二经。

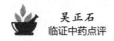
[功效]　　　　豁痰通窍，开郁。

[应用]　　　　治中风、痰厥、惊痫。

配麝香、安息香、龙脑香、木香、檀香、朱砂、白术成苏合香丸，治惊痫，中风痰厥，心腹猝痛，小儿抽搐、吐乳，寒症气闭。

[常用量]　　　0.3～1mg。一般不入煎剂。

[扩展资料]　　含游离桂皮酸、桂皮酸酯（桂皮酸、桂皮脂、苏合香树脂醇脂）、苯乙烯、香芙醛、乙茎香甲醛。

对支气管喘息有一定疗效。

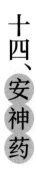

十四、安神药

凡具有安神定志、镇静、催眠作用的药物,统称安神药。主要针对心悸、健忘、失眠、烦躁不安等症。

可分重镇安神和养心安神二大类。

重镇安神药属于金石类,取其质重能镇,多用于心神不宁、躁动不安的实证。

养心安神药属于植物类药物,养心血滋肝阴,适用于心神不宁、阴血不足的虚证。

如有邪热炽盛,须与清热泻火药同用,肝阳上亢须配平肝潜阳药同用。

若用于心血或肝阴不足者,又必须加配补血滋阴药同用。

（一）重镇安神药

1.朱　砂

[来源]　天然的硫化汞矿石。主产于我国湖南、湖北、四川、广西、贵州、云南等地。

[别名]　丹砂、辰砂(产地纯品)。

[性味归经]　凉,甘。入心经。

[功效]　安神,定惊。

[应用]　治失眠、风痰头眩、惊悸、痫狂。

配黄连、当归、生地、炙甘草成朱砂安神丸治怔忡少眠。

配琥珀、天竺黄、金箔名琥珀散,治小儿惊风抽搐。

配雄黄成朱黄散(雄朱散)外涂疮疖。

配冰片、硼砂、玄明粉吹喉和敷口生疮处。

[常用量]　一般不入煎剂,外用要慎重,能积蓄中毒。

[扩展资料]　即硫化汞,避免直接烧灼。

为神经镇静剂。

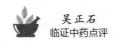
朱砂多服使人痴呆。

2.磁　　石

[来源]　　天然磁铁矿石。主产于河北、山东、江苏、湖北、广东、福建、四川、云南。

[别名]　　吸铁石、活磁石、灵磁石、磁铁石。

[性味归经]　寒,辛。入肝、肾二经。

[功效]　　安神,潜阳纳气,纳气平喘,清相火,护真阴。

[应用]　　对高血压病的头目眩晕、耳鸣、耳聋、贫血、心悸、失眠、虚喘有效。
配朱砂、神曲成磁朱丸治失眠、耳鸣和视网膜、视神经炎。
用都气丸加磁石治肾虚喘咳。

[常用量]　5～15 g。先煎。

[扩展资料]　主要含氧化三铁,有强壮补血、镇静中枢神经的作用。
对轻度白内障、癫痫用加味磁朱丸。
耳聋用左磁丸、六味丸加菖蒲、柴胡、磁石,治浮阳上扰的头眩耳聋。

3.琥　　珀

[来源]　　古代的松树或枫树的树脂,埋藏于地层年久而成化石样物质。
主产于我国福建、河南、广西、贵州、云南等地。

[别名]　　血琥珀、血珀、红琥珀、光珀、西血珀、云珀。

[性味归经]　平,甘。入心、肝、肺、膀胱四经。

[功效]　　宁心安神,通淋,活血化瘀。

[应用]　　治惊风、癫痫、心悸、失眠、小便不利、尿痛、尿血、闭经、儿枕痛。
配全虫、胆南星、天麻治小儿急惊风,吞服。
配鱼脑石、石韦、牛膝去尿结石。
配大黄、三棱、莪术治痞块。
配山楂炭、益母草治产后瘀阻腰痛(儿枕痛)。

[常用量]　5～12 g。一般不入煎剂。

[扩展资料]　含树脂、琥珀松香高酸、琥珀酸等。
鉴别:透明光滑,断面光滑,无臭,味淡,嚼之无沙感。
伪品不溶于水,燃之易熔,并有爆炸声,冒白烟,有松香气。

抚顺珀(千金寨煤珀、烟煤精)体重坚硬,色黑,焚之冒黑烟,有煤气,不能入药!

（二）养心安神药

1.酸 枣 仁

[来源]　　　　鼠李科枣属植物酸枣的种子入药。分布于辽宁、河北、山西、内蒙古、陕西、甘肃、山东、江苏、安徽、河南、湖北、四川等地。顺德产质量最好,邢台产量最大。

[别名]　　　　山酸枣仁、山酸枣、小酸枣仁。

[性味归经]　平,甘。入心、肝、胆三经。

[功效]　　　　补肝胆,宁心神。

[应用]　　　　治虚烦不眠、养血敛汗、津少口干、体虚多汗。

　　　　　　　配甘草、知母、茯苓、川芎成酸枣仁汤,治虚烦不眠。

　　　　　　　配天冬、山药、朱砂、龙齿、茯神、远志、人参,治心血不足、神志不安、惊悸怔忡。

　　　　　　　配麦冬、五味子、白芍、茯神、人参,治自汗盗汗。

　　　　　　　配黄芪、浮小麦、牡蛎能敛汗。

[常用量]　　10～20g。

[扩展资料]　含桦木素、桦木酸。

　　　　　　　为强壮、镇静剂,在服用25粒(2g)时即有安眠作用,加倍可以熟睡,能降血压(肾性高血压)。

　　　　　　　对子宫有兴奋作用。

　　　　　　　生用治不易入眠,熟用治易醒的失眠。

　　　　　　　动物实验证实尚有消肿的作用。

2.远 志

[来源]　　　　远志科远志属植物远志的干燥根部,或卵叶远志(瓜子金)的根部。野生。分布于山西、陕西、河南、黑龙江、吉林、甘肃、青海、宁夏、山东、安徽、江西、四川等地,以山西为佳。

[别名]　　　　小草、细草、小鸡腿、细叶远志、线茶、棘苑。

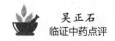

[性味归经]　温,苦、辛。入心、肾二经。

[功效]　益智安神,散郁化痰,消肿痛。凡实火者忌用。

[应用]　治惊悸、健忘、嗽而多痰、喉痹。

配茯神、酸枣仁、石菖蒲、党参、龙齿、朱砂成远志丸,治视物不佳、不能远视、湿痰内阻。

配人参、麦冬、甘草、当归、桂心、芍药、生姜、大枣成远志汤,治产后心悸、言语错乱、神气昏迷。

配菖蒲、天竺黄、竹沥,治痰阻心窍之昏迷。

[常用量]　5~12 g。

[扩展资料]　含远志皂苷、远志素,对子宫有兴奋作用;对胃黏膜有刺激作用,从而反射性促进支气管液分泌达到祛痰作用,所以胃炎患者不用,容易使之呕吐;有短暂的中枢降压作用。

3.柏 子 仁

[来源]　侧柏的种仁。除新疆、青海外全国均有。

[别名]　侧柏子仁。

[性味归经]　平,甘。入心、脾二经。

[功效]　补心脾,养心安神,止汗,润肠通便,滋补真阴。痰多则不用。

[应用]　治不眠、盗汗、惊悸、健忘、体虚多汗、大便燥结。

配半夏、牡蛎、人参、麻黄根、白术、五味子成柏子仁丸,养心安神,能进饮食,退经络热,止盗汗。

配泽兰、牛膝、熟地、续断、卷柏、桃仁、红花、鱼鳔胶以通经。

配夜交藤、桃仁、茯神、远志治心悸、失眠。

[常用量]　5~12 g。

[扩展资料]　含皂苷、大量脂肪油。

柏子仁、火麻仁治大便秘结。

不能久存,易变质。

4.侧 柏 叶

[来源]　柏科植物侧柏的嫩枝及叶。多栽培。全国各地均有。

[别名]　侧柏、柏叶。

[性味归经]　凉,苦涩。入肝、肺、大肠三经。

［功效］　　　凉血止血，清肺止咳。

［应用］　　　治脱发用侧柏叶、当归。

　　　　　　　治便血配荷叶、生地、百草霜。

［常用量］　　10～20g。

［扩展资料］　含松柏苦味素、侧柏酮、槲皮苷。

　　　　　　　能治各种出血、慢性气管炎。

5.夜 交 藤

［来源］　　　何首乌的藤茎。野生。

［别名］　　　首乌藤。

［性味归经］　平，甘。入肝、肾二经。

［功效］　　　养心安神，助眠，祛风湿，通络。

［应用］　　　对神经衰弱、失眠、多梦、全身酸痛等症有效。外用治疮癣瘙痒。

　　　　　　　配栀子、柏子仁治虚烦不眠、多梦。

　　　　　　　配酸枣仁、酢浆草、茯苓、知母、川芎、甘草、红枣治肾阴虚之神

　　　　　　　经衰弱。

［常用量］　　10～20g。

6.合 欢 皮

［来源］　　　豆科合欢属植物合欢的皮、花。栽培。全国南北均产。

［别名］　　　绒花树、芙蓉花树、马缨花、夜合花。

［性味归经］　平，甘。入心、脾二经。

［功效］　　　解郁安神，消肿止痛，续筋骨。

［应用］　　　治肺痿、肺痈、失眠、骨折、驱虫。

　　　　　　　花可安神解郁，治虚烦失眠，养心理气，胸闷不舒。

　　　　　　　配桑白皮、桔梗、冬瓜仁、桃仁、杏仁、鱼腥草，治肺痈。

　　　　　　　配柏子仁、白芍、龙齿，治心神不安、失眠。

［常用量］　　5～15g。

［扩展资料］　含皂苷、鞣质、合欢氨酸、维生素C。

　　　　　　　有的地方(如四川、贵州)用山合欢(黑心树、衣蒿树)代替。

　　　　　　　树叶可灭蛆。

　　　　　　　有的地方用柏树皮代替。

十五、平肝熄风药

凡能平息肝风或潜阳镇静的药物,统称为平肝熄风药。

风有内风、外风之分,外风有风寒、风热两种,用疏散法;内风用平息的办法。本章指内风,内风的产生在于内伤病中产生的风的症状,如突然抽搐、昏迷、半身不遂、眩晕等症。风与肝有密切关系。所谓肝主风,"诸风掉眩皆属于肝"(内经病机篇),且有热、痰、虚的区别,因为这三种均可生风,高热生风、痰盛生风,虚证来说主要是阴虚生风、血虚生风,还有肝风内动,熄风必须平肝,所以用平肝熄风药。

这一类的药物具有清肝热、熄内风、潜阳解痉的功用。

适应证:肝阳上亢、肝风内动、头痛、眩晕、震颤(高血压、中风、癫痫、小儿急惊风、高热惊厥)。

药物种类:平肝潜阳的软贝类、介类药,如牡蛎、石决明、珍珠母;偏熄风止痉的虫类为多,如蜈蚣、僵蚕、地龙。

1. 天　麻

[来源]　兰科天麻属植物的天麻的块茎。野生和栽培。分布于贵州、四川、湖北、陕西。

[别名]　赤箭、木浦、明天麻、定风草根、白龙皮。

[性味归经]　微温,甘。入肝经。

[功效]　祛风镇痉,但阴虚者忌用。

[应用]　治头晕目眩、中风惊痫、语言不遂、瘫痪、风寒湿痹。

天麻为治肝虚眩晕、头痛之要药。

配杜仲、牛膝、玄参、草薢、羌活、附子、当归、生地成天麻丸,治诸风肢体麻木、手足不遂、头痛眩晕。

配钩藤、石决明、牛膝、杜仲、桑寄生、黄芩、栀子、益母草、朱茯神、夜交藤成天麻钩藤饮,治高血压、失眠、眩晕。

配全虫、桑叶、菊花、钩藤,治小儿高热惊厥。

配地龙、白花蛇舌草、白芷、川芎,治肝风头痛。

配陈皮、白术、半夏、茯苓成半夏茯苓天麻汤,治风痰。

配天南星、附子成玉真散,治破伤风。

[常用量]　5～15 g。

[扩展资料]　含香荚兰醇(香草醇)维生素 A 样物质、氧化镁。

能抗戊四氮所致的阵挛性惊厥,并能镇痛,对癫痫有苯妥英钠样作用。

伪品是紫茉莉根。

2.钩　　藤

[来源]　茜草科钩藤属植物钩藤的带钩茎枝。野生。分布于陕西、甘肃、四川、贵州、云南、长江以南各省。

[别名]　双勾藤、鹰爪风、吊风根、金钩草、倒挂刺。

[性味归经]　凉,甘。入肝、心包二经。

[功效]　清热平肝,熄风止痉。

[应用]　治小儿寒热惊厥、头晕。

配犀角、天麻、全虫、木香成钩藤饮,治惊厥。

配桑叶、菊花、石决明、白芍、石斛,治肝阳上扰、头目眩晕。

配板蓝根、全虫、地龙、蜈蚣、代赭石,治乙脑高热抽搐。

配桑叶、菊花、夏枯草、板蓝根、紫苏、豨莶草,治高血压。

配夏枯草、龙胆草、菊花,治多怒、睡眠不安。

配夏枯草、菊花、桑叶、决明子、代赭石,治肝火头痛、晕眩目赤。

[常用量]　5～15 g。

[扩展资料]　含吲哚类生物碱、钩藤碱、异钩藤碱,能抑制血管运动中枢,扩张周围血管,而有降压作用,能兴奋呼吸中枢,尤以双钩藤有降压作用。

有明显镇静作用,可预防癫痫发作,但无催眠作用。

因含有生物碱,不宜久煎,20 分钟即被破坏。

3.羚　羊　角

[来源]　洞角科动物赛加羚羊的角。野生。主产于俄罗斯及我国新疆。

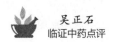

[别名]　羚羊角尖(特征:坚韧,发宝光,内有血心,半透明,握之发响,弃复原,水浸泡有清香)。

[性味归经]　寒,咸。入心、肝二经。

[功效]　平肝熄风,镇静安神,活血解毒。

[应用]　本品是治高热神昏、惊风、痫症、手足抽搐的要药。

配犀角、全虫、石膏成犀角白虎汤治高热谵语、小儿急惊风。

配石决明、黄连、黄芩、龙胆草成羚羊角散,治肝火、头痛、目赤。

配鲜生地、川贝、白芍、勾藤、茯神、菊花成羚角钩藤汤,治高热、内动肝风、手足瘛疭、狂乱谵语。

配黄芩、升麻、龙胆草、决明子、栀子、车前子成羚羊角散,治风热毒气上攻、眼赤目肿疼痛。

[常用量]　3～10 g。一般磨成粉另吞服,不入煎剂。

[扩展资料]　含蛋白质、磷酸钙、无机盐,降低血压,预防中风,退热。

治脑膜炎、脑出血。紫雪丹治神昏谵语。

本品为珍稀保护动物,现不用,可用山羊角代替,力稍逊。

4. 石　决　明

[来源]　鲍科动物九孔鲍、盘大鲍(毛底石决明)、羊鲍的贝壳。沿海均产。

[别名]　鲍鱼壳、九孔螺、九孔石决明(光底石决明)、真海决、关海决。

[性味归经]　平,咸。入肝、肺二经。

[功效]　平肝潜阳,除热明目,通淋。

[应用]　对头目眩晕、高血压、青光眼、白内障、淋病、骨蒸劳热有效。

配决明子、桑寄生、菊花,治高血压、头晕目眩。

配菊花、枸杞子、当归、白芍,治肺热生风、头目眩晕。

配熟地黄、山萸、菟丝子、五味子、枸杞子、菊花成石决明丸,治肝血虚弱、两目昏暗。

配密蒙花、谷精草、木贼能退障。

配菊花、羚羊角治青盲障翳。

配郁金、海金砂可治尿道结石。

[常用量]　10～30 g。先煎。

[扩展资料]　含碳酸钙、胆素、壳角质。

5.龙　骨

[来源]　　古代哺乳动物(如象类、犀牛类、三趾马)的骨骼化石。
龙骨分五华龙骨和龙骨,龙骨似兽骨,而五华龙骨有大理石花
纹蓝灰色或棕红色,表面牙白色,质轻硬而脆,见空气而裂,吸
湿性强,舌舐之有吸力,易片状剥落。品质优。分布于河南、河
北、陕西、内蒙古。

[别名]　　龙齿、化龙骨、五华龙骨、土龙骨、粉龙骨。

[性味归经]　平,甘,涩。入肝、胆、心、肾四经。

[功效]　　平肝潜阳,镇惊固涩,涩精敛汗,生肌敛疮。大便干结不用。

[应用]　　配牛膝、生赭石、牡蛎、龟板、白芍、玄参、天冬、川楝子、麦芽、茵
陈、甘草成镇肝熄风汤,治阴虚肝阳上亢、头晕目眩。
配酸枣仁、柏子仁、远志,治失眠惊悸。
配黄芪、山药、牡蛎、乌贼骨、白芍、生地、茜草成清带汤,治赤
白带。
配黄芪、贯众炭、槐花炭成固冲汤,治月经过多。
配桑螵蛸治遗尿、小便失禁。

[常用量]　5～15g。先煎。

[扩展资料]　含碳酸钙、磷酸钙,还含铁、钾、钠、铝、镁、氯等离子。
外用治溃疡创面。
上述动物牙齿化石为龙齿,性凉,味甘涩,宁心安神,适用于惊
悸、多梦,对高血压、惊狂、癫痫有效,入肝、心二经。

6.牡　蛎

[来源]　　牡蛎科动物长牡蛎、大连浮牡蛎、浙江牡蛎的贝壳。养殖或野
生。我国沿海均有。

[别名]　　蠔壳、蚝壳、左壳(下面底壳稍大为左)、海蛎子壳。

[性味归经]　微寒,咸、涩。入肝、胆、肾三经。

[功效]　　潜阳固涩,软坚散结,滋阴潜阳。

[应用]　　本品治骨蒸、遗精、自汗、崩带有效。
配芡实、龙骨、沙蒺藜、莲须、金樱子成金锁固精丸,治滑精。
配玄参、贝母、夏枯草成清瘰丸,治淋巴结结核。

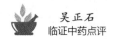

配龙骨、山药、乌贼、茜草成清带汤,治赤白带下。

配黄芪、麻黄根、浮小麦,治自汗盗汗。

[常用量]　10～15g。先煎。

[扩展资料]　含80%～95%的碳酸钙、磷酸钙,含镁、铝、硅、氧化铁。

对脊髓灰质炎病毒有抑制作用。

用150～200支牡蛎粉加白及10～20g混合而成可代替硫酸钡做钡餐透视。

7.全　　蝎

[来源]　钳蝎科动物问荆蝎的干燥体。野生和饲养。主产于河南、山东、湖北、安徽,以河南鹿邑、禹县为优(淡蝎)。

[别名]　全虫、淡全蝎、蝎子、蝎尾、盐蝎。

[性味归经]　平,甘、辛。有毒。入肝经。

[功效]　祛风镇痉,解毒散结。血虚者不用。

[应用]　对惊痫抽搐、中风、半身不遂、口眼歪斜、破伤风、淋巴结炎有效。

治淋巴结炎配蜈蚣、全虫、守宫。

配蜈蚣、胆星、朱砂成止痉散治癫痫。

配蜈蚣、勾藤、僵蚕、朱砂、麝香成撮风散,治破伤风。

配僵蚕、白附子成牵正散,治口眼歪斜。

配蜈蚣、地龙等量,治小儿急惊风。

配蜈蚣、胆星、防风成蜈蚣星风汤,治破伤风。

配土鳖、蜂房成蝎鳖蜂丸,治风湿久痹疼痛。

[常用量]　5～12g。

[扩展资料]　含蝎毒素(神经毒)三甲胺、甜菜碱、牛磺酸、胆固醇等。

对呼吸中枢有麻痹作用,对心脏血管有兴奋作用,对小肠、膀胱、骨骼亦有兴奋作用。

有抗惊厥作用,但没有蜈蚣强。有降压作用。加热30秒毒性被破坏。

8.地　　龙

[来源]　巨蚓科动物参环毛蚓或缟蚯蚓的干燥体。

前者为广地龙,后者为土地龙。前者在广东、广西、福建多见,后者全国均有。

[别名]　　　　蚯蚓、曲蟮、曲虫、土蟮、赤虫、广地龙（两广产）、土龙。

[性味归经]　　寒,咸。入肠、胃、肾三经。

[功效]　　　　清热解毒,镇痉利尿。

[应用]　　　　治半身不遂、小儿狂惊、惊风、小便不通、喘咳、精神病。

配肉桂、苏木、麻黄、当归、甘草、桃仁成地黄散,治腰背痛、打扑损伤。

配黄芪、当归、赤芍、川芎、桃仁、红花成补阳还五汤,治半身不遂、口眼歪斜、遗尿不禁、通经活络。

配石膏、钩藤、僵蚕、琥珀、全蝎泻火熄风,清热止痉。

配葶苈子、车前草、冬瓜皮清热利尿,治小便不利、水肿。

配白茅根、白糖,治尿闭。

配胆粉、大枣、胎盘治慢性气管炎。

蚯蚓液能止喘,治精神病。

配姜汁、鱼腥草治支气管哮喘。

[常用量]　　　5～12 g。

[扩展资料]　　含海波黄嘌呤、氨基酸、地龙素（能溶血）、地龙毒素（痉挛作用）、地龙解热碱（能解热）、胆固醇、胆碱。

9.僵　　蚕

[来源]　　　　蚕蛾科昆虫家蚕的幼虫因感染淡色丝菌科白僵菌而致死的干燥全体。产于江苏、浙江、四川、广东、陕西。

[别名]　　　　天虫、殭蚕、白僵蚕。

[性味归经]　　平,辛、咸。入心、肝、脾、肺四经。

[功效]　　　　祛风化痰,镇痉散结。

[应用]　　　　治惊风、抽搐、头痛、喉炎、失音、扁桃体炎、瘙痒、丹毒、中风、结核等症。

配天麻、全虫、勾藤、桑叶、菊花、菖蒲、朱砂,治小儿惊风、抽搐。

配荆芥、薄荷、防风,治风邪头痛、咽痛。

[常用量]　　　6～15 g。

[扩展资料]　　含蛋白质 67％、脂肪 4％,蛋白质能刺激肾上腺皮质作用。

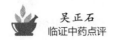
另含变态活性激素、促脱皮甾酮和一种色素(3-羟基犬尿素)。

断面有 4 个褐色的亮圈为鉴别特征。

可祛风化痰,治风疹、瘰疬、夜啼。

10. 蜈　　蚣

[来源]　　蜈蚣科动物少棘巨蜈蚣的干燥全体。产于我国江西、江苏、陕西、安徽、湖北、湖南、浙江、河南。

[别名]　　天龙、百脚、金头蜈蚣、百足虫、千足虫。

[性味归经]　温,辛。有毒。入肝经。

[功效]　　祛风镇惊,熄风,解蛇毒,散结。

[应用]　　治惊风抽搐、破伤风、瘰疬疮毒、蛇咬伤、面神经麻痹。

配南星、天竺黄、地龙、防风,治破伤风。

配麝香吹鼻治口噤、小儿惊风。

配全虫、大黄、冰片研末治初期疔肿,急性乳腺炎,敷创面。

[常用量]　1～2 条。干品 1～2g。注:本品有堕胎作用,孕妇禁用。

[扩展资料]　与蜂毒相似的两种毒物(组织胺)、络氨酸、亮氨酸、蚁酸、胆甾醇。

有抗惊厥、抗戊四氯、抗结核、抗烟碱及抗硝酸士的宁的作用。

对慢性脊髓炎有效,可单纯内服和外敷。

11. 玳　　瑁

[来源]　　海龟科动物玳瑁的背部甲片。产于西沙、南海、福建、台湾。

中间十三片(中央五片,两边各四片)四周 25 枚鳞甲、光亮半透明,表面有暗褐色与乳黄色相间的花纹,内面密布白色的条纹或斑点,并有纵横交错的沟纹。火烧之有烧头发之臭气,但不冒火焰,起泡。

[别名]　　文甲、瑇玳、明玳瑁。

[性味归经]　寒,甘。入心、肝二经。

[功效]　　清热解毒,镇心平肝,化痰,潜阳熄风。

[应用]　　治热病、谵语、疮疡毒隔。

配紫草、犀角合五味消毒饮,治脓毒血症。

清热解毒似犀角,镇心似珍珠母。

至宝丹治惊风热病谵语。

[常用量] 3～10 g。一般不入煎剂。

[扩展资料] 只能打粉煎服,磨汁服,不能似甲珠炒加工,否则无效。

12.珍 珠 母

[来源] 蚌科数种产珍珠的淡水蚌类的贝壳,如三角帆蚌、射线裂脊蚌。脊壳无齿蚌、褶纹冠蚌,药用多为制作钮扣剩下的残蚌。全国各地江河湖沼均产。

[别名] 真珠母、明珠母、珍珠贝。

[性味归经] 寒,甘、咸。入心、肺二经。

[功效] 平肝潜阳,镇心安神,明目。

[应用] 治头痛、头晕、耳鸣、眼花、烦躁、心悸失眠、抽搐、癫狂等症。配酸枣仁、远志、炙草成珍珠母丸治心悸、失眠。

[常用量] 6～20 g。

[扩展资料] 含有碳酸钙。临床常配生石决明、钩藤、夏枯草、菊花降压疗效佳。

13.白 蒺 藜

[来源] 为蒺藜科一年或二年生草本植物蒺藜的果实。产于我国东北、华北、长江流域及青海、新疆、西藏等地区。

[别名] 刺蒺藜、炒蒺藜。

[性味归经] 温,辛、苦。入肝、肺二经。

[功效] 平肝散风,胜湿行血,开郁明目。

[应用] 治头痛目赤、泪多、风痒、乳汁不通、胸闷胁痛、白癜风。配菊花、决明子、甘草、连翘、青箱子成白蒺藜散,治肝肾虚热、生风、目赤多泪。配蔓荆子、桑叶、菊花治头痛目赤。配姜黄研末,吞服,治白癜风。

[常用量] 6～12 g。

[扩展资料] 含挥发油、脂肪油、皂苷、生物碱。有降压作用。

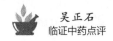

14.代 赭 石

[来源]　赤铁矿的矿石(三方品系磁铁矿的矿石)。主产于河北、山西、广东,棕红色,表面有乳头状的"钉头",质坚硬,不易砸碎,断面显层叠状。

[别名]　钉头赭石、红石头、黛赭石。

[性味归经]　寒,苦。入肝、心包二经。

[功效]　重镇降逆止呕,平喘,平肝火,止血。

[应用]　配旋覆花、人参、生姜、半夏、大枣成旋覆代赭汤,治伤寒吐下后心下痞硬。

配旋覆花、半夏、竹茹、生姜,治呕吐、噫气。

配白茅根、小蓟、生地,治吐血、便血。

配生赭石、法夏、车前草、夏枯草,治梅尼埃病。

配赭石、肉桂能止鼻血。

配竹茹成寒降汤,治呕吐、吐血。

配党参、芡实、龙骨、牡蛎、山药、山茱萸、白术、苏子,治肾气不纳之喘息。

治脱发。

[常用量]　6～12g。先煎。

[扩展资料]　含三氧化二铁,有时含钛、镁、铅、锶、锰、钙、砷等物质,促使红细胞生新。

有镇静作用,赭石醋淬后可治血崩。

平肝熄风药小结

应该注意配伍,平肝熄风治表,必须配伍治本才能达到目的。

A. 肝火盛的肝阳上亢:症见头痛头胀、目赤、口干舌燥、大便秘结、恶热,平肝清热用石决明、珍珠母、白蒺藜、代赭石、勾藤。清肝热的药:龙胆草、青箱子、栀子、决明子、夏枯草。

B. 阴虚的肝阳上亢:症见头昏目花、头重脚轻、耳鸣、易怒、两手颤,脉弦细。育阴潜阳、平肝选用石决明、天麻、勾藤、牡蛎,配滋养肝阴的龟板、熟地、淮牛膝、女真子、枸杞、白芍。

　　C. 肝风内动：症见实热昏倒、神昏不语、口眼歪斜、半身不遂、舌强不语，舌红脉洪，弦大而滑，气血逆乱，痰火横窜经络，蒙蔽清窍，脑髓不理，气逆火开，痰血上冲，气血升于上，清热豁痰，疏络熄风。选用羚羊角、天麻、勾藤、僵蚕、地龙，还必须加芳香开窍药物，如苏合香丸、安宫牛黄丸；热重配合清热凉血化瘀药，如生地、牡丹皮、竹沥、竹茹、胆南星。肝风内动夹瘀血配活血化瘀药：三七、红花、桃仁、丹参、血竭、五灵脂。

　　D. 高热生风：症见热动肝风、身热呕吐、神昏，舌苔黄腻，清肝熄风则选勾藤、羚羊角、天麻、蜈蚣、全虫、玳瑁，也可选僵蚕、地龙，配石膏、黄连、龙胆草、栀子等。肝风夹痰，痰涎壅盛者配天竺黄、胆南星、半夏、矾。

　　E. 血虚生风：症见手足颤动、两目上视，舌红绛，脉细数。产后子痫、温病后期，选用止痉药：羚羊角、勾藤，也可选石决明，必须补血养肝，子痫加白芍、熟地、阿胶、当归、龟板，标本兼治。

　　羚羊角、玳瑁、勾藤，清肝熄风，治肝经热生风，脾虚慢惊不能用；全虫、蜈蚣止痉，但过于温燥，对血虚伤阴者不用或慎用。

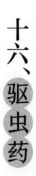

十六、驱虫药

凡能祛除或杀灭肠寄生虫的药物,均属于驱虫药。

虫症患者,每先肚腹胀痛,呕吐涎沫,不思饮食或善饥多食,嗜食异物,肛门、耳、鼻瘙痒,久则出现面色萎黄、形体消瘦等症状,此时可考虑用驱虫药从根本上治疗。

驱虫药必须根据体质强弱、虫的种类、证情缓急和不同兼症,分别选用和配伍适当药物,如有积滞,可配伍消导药;便秘可加泻药;脾胃虚弱者,兼健运脾胃,尤对弱者应当先补后攻。

驱虫药有些有明显毒性,必须掌握分量,剂量不宜过大,以免中毒。

1. 使 君 子

[来源]　使君子科使君子属植物使君子的种子。分布于江西、福建、台湾、广东、广西、四川、贵州。

[别名]　川君子、建君子、留球子。

[性味归经]　温,甘。入脾、胃二经。

[功效]　杀虫消积,和胃。

[应用]　配槟榔、乌梅、大黄治虫痛。
　　　　配甘草、芜荑、川楝子成使君子散治疳积、腹胀、吐蛔。
　　　　配吴茱萸、芦荟、夜明砂、党参、茯苓、白术、甘草成布袋丸杀虫消积。

[常用量]　3～10 g。

[扩展资料]　含使君子酸钾、使君子酸、葫芦巴碱、吡啶。
　　　　使君子叶同样有效。
　　　　不能与茶叶同服,否则容易引起呃逆、腹泻。
　　　　服用最好去头尖,如有恶心、呃逆等症可用醋或使君子果壳煎服解之。

2. 苦 楝 皮

[来源]　楝科植物楝树及川楝树的根皮。栽培或野生。主产于四川、湖北、安徽、江苏、河南。

[别名]　楝皮。

[性味归经]　寒,苦。入肝、小肠二经。有毒。

[功效]　杀虫。

[应用]　治蛔虫病。外洗治疮癣。

[常用量]　一般外用50g。

[扩展资料]　含川楝素,使虫体强直而排出。

川楝素对肠道也产生痉挛收缩作用及放出组织胺以排浊(所以不需要泻药)。

十二指肠溃疡患者不宜服。

有轻泻、面红、思睡等反应。

3. 槟　榔

[来源]　棕榈科槟榔属植物槟榔的种子。多栽培。主产于广东、广西、云南、台湾。

[别名]　大白槟、花槟榔、柳玉、宾门、青仔、国马、槟楠、尖槟、鸡心槟榔。

[性味归经]　温,苦、辛、涩。入胃、大肠二经。

[功效]　杀虫,破积,下气行水。气虚下陷者不用。

[应用]　治虫积、食滞、疟疾、痰癖。

配雷丸、黑丑、南木香、茵陈、大皂角、苦楝成追风丸,治虫积腹痛。

配草果成常山饮,治疟不止。

配大黄、黑丑、枳壳、青皮、陈皮、蓬莪术、黄连、黄柏、木香、香附成木香槟榔丸,治胸腹痞满、一切气滞、二便涩滞、里急后重。

《证治准绳》鸡鸣散:配吴茱萸、木瓜、紫苏叶、陈皮、桔梗、生姜,治脚气。

《济生方》疏凿饮子:配泽泻、木通、茯苓皮、商陆,治水肿。

[常用量]　5～10g。不宜长期使用。

[扩展资料]　含槟榔碱。

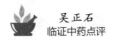
治绦虫单味本品同生南瓜子服用。

胆管蛔虫配使君子、两面针、救必应、乌梅、川椒、黄芩、竹茹。

肝功能不良者慎用槟榔。

马槟榔又称马白大、水槟榔、太极子，清热解渴，作为"云南上清丸"的主要成分，枣槟榔为另一种植物，为止血收涩止呕通经药，又称壳槟榔。

4.鹤　　虱

[来源]　　北鹤虱为菊科天名精属植物天名精。南鹤虱为伞形胡萝卜属植物野胡萝卜的果实入药。

[别名]　　北鹤虱：天名精实。南鹤虱：野胡萝卜子。

[性味归经]　平，苦、辛。入大肠经。

[功效]　　杀虫消积。

[应用]　　本品具有消炎作用。

治蛔虫病、蛲虫病、绦虫病。

配槟榔、使君子、胡椒成化虫丸，对驱肠虫有效。

可用于皮肤消毒，100％浓度，保存一周即可使用。

[常用量]　5～15 g。

[扩展资料]　北鹤虱含天名精酮、天名精内脂、正己酸（均在挥发油中），能先兴奋虫体延髓，后抑制致麻痹，对蛔虫、蛲虫有效。对绦虫也有效。

南鹤虱含挥发油（巴豆酸、细辛酮、甜没药烯、胡萝卜醇、甾醇），也能杀虫，对蛔虫、蛲虫有效。

但应注意，药物来源太杂乱，使用小心，尚有下列为鹤虱：

北鹤虱有控耳草（全挖耳）、倒盖菊也作为代用品。

南鹤虱有香根芹、窃衣。

东北鹤虱有紫草科赖茅子属植物赖茅子。

5.雷　　丸

[来源]　　多孔菌科卷边菇属植物雷丸的菌核。野生。产于甘肃、江苏、浙江、福建、河南、湖南、湖北、广东、广西、四川、贵州、云南。

[别名]　　竹苓、雷实、竹铃芝。

[性味归经]   寒,苦。有小毒。入大肠经。

[功效]   杀虫。

[应用]   治钩虫病、蛔虫病、脑囊虫病。

配鹤虱、使君子、胡黄连、芜荑、芦荟成雷丸丹治小儿诸疳。

配使君子、槟榔、乌梅治胆管蛔虫症。

配干漆、炮甲,治疗脑囊虫病。治疗前先驱绦虫。

配雷丸 2 份、榧子 1 份,每晚服 30～45 g,服两晚,治钩虫、蛔虫病。

配使君子、槟榔、乌梅、干姜,治虫积腹痛。

[常用量]   5～10 g。不入煎剂,加入失效。

[扩展资料]   含一种蛋白分解酶(雷丸素),并含钙、铅、镁等物质。

在碱性中有效,在酸性和加热剂则无效,所以不入煎服剂,这会使得虫体节片被破坏。

对绦虫有效,一次 15～20 g,3 天为 1 个疗程,一天 3 次,驱绦虫。

6.南 瓜 子

[来源]   葫芦科南瓜属植物南瓜的种子。广泛栽培。

[别名]   北瓜子、富瓜子、番南瓜子、倭瓜子、唐茄子、西壶芦子。

[性味归经]   温,甘。入胃、大肠二经。

[功效]   驱虫。治绦虫病、血吸虫病。

[应用]   服用量100～200 g,早晨服后隔一小时后再用槟榔 100～200 g 水煎服,2 小时后不解便可用芒硝 10～15 g 开水冲服。

[常用量]   5～15 g。注:本品毒性小,对年老、小孩、体弱者有效。

[扩展资料]   含南瓜子氨酸、蛋白质、脂肪油 45％、尿素分解酶、维生素 B_1、维生素 C。

对蛔虫、蛲虫也有效,能抑制血吸虫生长发育,对急性者可消除症状,但杀不死成虫,可使其生殖器官退化。

南瓜蒂能清热、安胎,治先兆流产,乳头破裂、糜烂等症,瓜蒂烘干吞,可治消渴。

南瓜根能清热、渗湿、解毒,治黄疸、牙痛。

南瓜藤能清热,治肺结核低热。

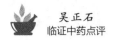
南瓜蒂、南瓜根、南瓜藤性平,味甘。

7.石 榴 皮

[来源] 石榴科植物石榴的果皮。栽培和野生。我国广泛栽培,以河南、江苏居多。

[别名] 安石榴树皮。

[性味归经] 温,酸。入大肠经。

[功效] 涩肠止泻,杀虫,收敛止血。

[应用] 治蛔虫、蛲虫,(根皮)对绦虫有小效。

能治肠炎,(果皮)对痢疾杆菌、绿脓杆菌、伤寒杆菌有效。

[常用量] 15～30 g。

[扩展资料] 含鞣酸、色素及微量生物碱。

有收敛作用,对一般无菌腹泻有效。

8.芜 荑

[来源] 榆科落叶小乔木,或灌木状大果榆的成熟果实的加工品。生用。主产于华北、东北及甘肃、陕区等地。

[性味归经] 温,辛、苦。入脾、胃二经。

[功效] 杀虫消疳。

[应用] 五疳芜荑丸《经验良方》,配神曲、麦芽、黄连组成。

[常用量] 3～10 g。

[扩展资料] 因气味恶臭,不易被患者接受。

9.榧 子

[来源] 紫杉植物榧树的成熟种子。多栽培。产于浙江、福建。

[别名] 香榧子、水榧、赤果、玉榧、玉山果。

[性味归经] 平,甘、涩。入大肠经。

[功效] 杀虫消积,助消化。

[应用] 对驱各种肠道虫有效,治痔疮,多食能滑肠。

配使君子治小儿黄瘦、虫积痛。

[常用量] 5～15 g。

[扩展资料] 含脂肪油,有效成分不溶于水、醇和醚,而溶于苯,无毒。

10.贯　　众

[来源]　　　鳞毛蕨科鳞毛蕨属植物粗茎鳞毛蕨、峨眉蕨、乌毛蕨、狗脊蕨、单芽狗脊蕨、紫萁、株紫萁、荚果蕨、华南紫萁。主产于黑龙江、吉林、辽宁。

[别名]　　　贯仲。

[性味归经]　凉,苦。有小毒。入肝、胃二经。

[功效]　　　清热,解毒,止血,杀虫。

[应用]　　　预防麻疹、乙脑、流感、痢疾,治子宫出血、钩虫病、蛔虫病、蛲虫病。

　　　　　　　治功能性子宫出血用贯众(粗茎鳞毛蕨)炭用,加乌贼骨内服。

[常用量]　　5~10 g。

[扩展资料]　本品含贯众素和黄酮苷,前者能驱虫。该药不能与蓖麻油同用,否则易中毒。

　　　　　　　也可治菌痢,配黄连葛根汤。

　　　　　　　对心脏有抑制作用。

　　　　　　　可做农村饮水消毒剂。

　　　　　　　(粗茎鳞毛蕨)孕妇慎用。

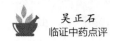

十七、外用药

外用药是中医外科中常用于冷敷、掺、擦、熏洗等方面的药物,具有解毒杀虫、消肿止痛、去腐排脓、生肌的作用,多数外用,其中也有少数可内服。

具有毒性和腐蚀性,使用一定要认真负责,杜绝中毒等事故发生。

1. 硫　　黄

[来源]　　天然硫黄矿,经初步加工而成,产于山西、陕西、河南、台湾、湖南、湖北、广东、贵州、四川等地。

[别名]　　天生磺、黄牙、倭硫黄、石硫黄。

[性味归经]　温,酸。有毒。入肾、心包二经。

[功效]　　补火壮阳,疏引大肠,杀虫。

[应用]　　配半夏成半硫丸,治老人虚寒性便秘。

　　　　　配蛇床子、川椒、大风子、水银治疮癣。

　　　　　配绿豆煎2小时后去绿豆加酒大黄治慢性气管炎。

　　　　　配枯矾、煅石膏、青黛、冰片、雄黄治湿疹。

　　　　　内服1g天生黄可治阳痿、虚寒久滑泄、老年虚寒性便秘等症。

[常用量]　很少内服,多外用。

[扩展资料]　含硫、少量砷、铁。

　　　　　在肠道里形成硫化氢,能缓泻。

　　　　　外用于皮肤上时成硫化氢和五硫黄酸,能溶解角质层,可杀虫。

　　　　　天生黄即天然升华硫黄,产于云南,有光泽,质净,可内服。

　　　　　加工炮制用一倍的豆腐同煮,使豆腐成黑绿色为度,才能用。

　　　　　畏朴硝。

2. 雄　　黄

[来源]　　硫化砷的矿石。产于陕西、甘肃、湖南、贵州、四川、云南等地。

[别名]　　明雄黄、腰黄、石黄、黄金石、鸡冠石、雄精。

[性味归经]　温,辛。有毒。入肝、胃二经。

[功效]　　杀虫,燥湿祛痰,解蛇毒。

[应用]　内服治惊痫、久疟、咳喘、痰涎,内服 0.3～0.9 g。

配松脂治疥疮。

配郁金、巴豆霜,每服 100 mg 治癫痫,(雄黄解毒丸)也治小儿热惊。

配硫黄、乌贼骨,外敷,治神经性皮炎。

配煅石膏、牡蛎、白矾、冰片治腋臭。

雄黄配白矾,治翼状胬肉,需麻醉,刺激症状 4～5 天消失。

[常用量]　慎内服,不能加热。

[扩展资料]　含硫化砷 As_2S_3。

硝酸成黄色,在氢氧化钠中呈棕色,燃之有蒜味。

不能见火,见火成三氧化二砷,剧毒。

雄黄即三硫化二砷。

3. 儿　茶

[来源]　豆科金合欢属植物儿茶树的干浸膏。或茜草科植物儿茶钩藤的干浸膏。产于云南南部、海南。

[别名]　柏勒儿茶、孩儿茶、黑儿茶、儿茶膏、干巴儿茶。

[性味归经]　平,苦、涩。入肺经。

[功效]　清热化痰,生津,止血,生肌定痛,敛疮。

[应用]　配明矾,治肺结核咯血。

配龙骨、轻粉、冰片成龙骨儿茶散,外用疮疡久不收口、湿疹。

配硼砂、冰片治口疮、湿疹。

[常用量]　外用。

[扩展资料]　含儿茶鞣酸、儿茶素,能止泻,能杀死癌细胞。

黑儿茶不成方形,呈黑色,有光泽,质脆,内棕红色,尝之先苦后甜。

干巴儿茶即儿茶钩藤、方儿茶、棕儿茶,棕色,无光泽,进口品。

柏勒儿茶为柏勒树的干浸膏,产于广东,棕褐色,能止胃十二指肠出血。

4. 明　矾

[来源]　由天然明矾石经加工提炼而成。产于山西、湖北、浙江、安徽。

[别名]　白矾、矾石。

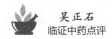

[性味归经]　寒,酸。入脾经。

[功效]　燥湿,杀虫,解毒,催吐。

[应用]　治风热痰涎。

配儿茶,治肺结核咯血。

配牵牛子、白矾共研细末敷两脚心涌泉穴,治麻疹、肺炎。

配枯矾、冰片、五倍子细粉治中耳炎。

配枯矾、冰片、儿茶、硼砂治中耳炎,脓多加龙骨,痒加密陀僧。

配熟石膏、雄黄、冰片治慢性湿疹。

配牙皂吹喉中,稀涎散,治中风、痰涎壅盛、喉痹。

配郁金成白金丸,治失心癫狂。

配蛇床子煎洗湿疹、白带。

配硫黄、蛇床子外治疥疮。

[常用量]　外用。

[扩展资料]　含水硫酸铝钾 $KAl(SO_4)_2 \cdot 12H_2O$。

枯矾即去水硫酸铝钾,经煅烧而成。

内服治喉痹、风痰、癫痫、白带、黄疸。

外用止痒、消炎,用于齿龈炎、腋臭、口腔炎。

内服多量产生刺激性呕吐,低浓度有消炎、收敛、防腐作用,高浓度腐蚀肌肉,引起溃烂。

5.胆　　矾

[来源]　硫酸铜结晶。主产于山西、云南。

[别名]　云胆矾。

[性味归经]　寒,酸、涩、辛。有小毒。入胆经。

[功效]　催吐,杀虫。

[应用]　治黄疸。

配僵蚕成二圣散,治喉风。

配儿茶、胡黄连成胆矾散,治牙疳。

配熊胆、青黛、鸡内金、胆矾,治黄疸性肝炎。

[常用量]　外用。

[扩展资料]　含硫酸铜。

6.绿　　矾

[来源]　硫酸亚铁结晶。产于新疆、山东、陕西、湖南、甘肃、安徽、河南、

浙江、四川等地。

[别名]　皂矾、水绿矾、绛矾。

[性味归经]　凉,酸。入肝、脾二经。

[功效]　燥湿化痰,消积,杀虫,解毒,催吐。

[应用]　治湿疹、疥癣、喉痹、口疮,内服治黄疸、肿胀、痞块。

　　　　配厚朴、白术、茯苓、枳壳、苍术、陈皮成绛矾丸治脱力劳损、黄疸腹胀、腿足水肿、食积痞块。

　　　　配楝树子成头疮方治白秃头疮。

　　　　为收敛止血药,治胃肠出血。

[常用量]　一般外用。内服 100～200 mg。

[扩展资料]　绛矾是绿矾烧煅以后变为绛紫色,称绛矾。

　　　　纸竹丸(和血丹)含有本品以治胃病。

　　　　治风热痰涎、喉痹、癫痫,用量 100～200 mg。

7. 象　　皮

[来源]　象的上皮。产于缅甸、泰国及我国云南。

[别名]　生象皮、印度象皮。

[性味归经]　温,甘、咸。入膀胱、脾二经。

[功效]　生肌敛疮。

[应用]　治金疮下疳,但若下疳脓血未尽,金疮化脓者不用。

　　　　褥疮可用。

[常用量]　外用。

[扩展资料]　属珍稀保护动物,现多不用。

8. 蟾　　酥

[来源]　蟾蜍科动物中华蟾蜍和黑眶蟾蜍皮肤腺分泌的白色浆液。经收集加工而成。主产于山东、吉林、四川、湖南、河北、江苏、浙江。

[别名]　蛤蟆酥、蛤蟆浆、癞蛤蟆酥。

[性味归经]　温,辛、甘。有毒。入肾经。

[功效]　解毒消肿,通窍止痛,强心利尿。

[应用]　配麝香、轻粉、雄黄、蜗牛、铜绿、乳香、没药、胆矾成蟾蜍丸,治

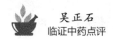

一切外症。

配牛黄、麝香、百草霜、雄黄、珍珠、朱砂、蟾蜍成六神丸,为治咽痛要药。

配蟾蜍、乳香、雄黄成蟾蜍解毒丸,每服 5～7 丸治痈肿疔疮、恶寒发热、周身疼痛。

可滴入骨髓炎孔内以治骨髓炎。

配蟾蜍、雄黄、甘草、朱砂或硼砂,成牙痛一粒丸,治牙痛。

[常用量] 内服剂量 20 mg。多用于中成药。

[扩展资料] 含蟾蜍毒素、强心成分。

精氨酸、辛二酸、利尿成分。

蟾蜍碱。

有激素性、放射样作用,使血压升高、呼吸兴奋,升高白细胞蛋白,局部麻醉,麻醉时间比丁卡因长一倍。

有止咳、抗癌、阻止炎症扩散等作用。

9. 硼　　砂

[来源] 硼砂矿经精制成结晶。产于青海、西藏,但陕西、甘肃、新疆、四川、云南有少量。

[别名] 月石、煅硼砂。

[性味归经] 凉,甘、咸。入肺、胃二经。

[功效] 除胸膈痰热、防腐解毒。多外用。

[应用] 用于尿道炎、牙疳、鹅口疮、喉痹、目翳。

内服少用,治反胃积块、尿道炎,内服 0.5～2.5 g,不宜多服。

配白醋,治汗斑。

配枯矾、冰片,治中耳炎。

配蜂蜜、煅石膏、甘草,治口疮。

[扩展资料] 含四硼酸钠 $Na_2B_4O_7 \cdot 10H_2O$。

可作漱口剂,喉科要药。

尿道消毒是由于硼砂在胃里受到刺激分泌到肠道再吸收,由小便排出而达到效果。

10. 大　风　子

[来源] 大风子科植物大风子树的成熟种子。主产于海南、广西。

[别名]　　　大枫、大枫子。

[性味归经]　热,辛。有毒。入肝、脾二经。

[功效]　　　燥湿杀虫。

[应用]　　　治麻风、恶疮。

配防风、白蒺藜、苦参、胡麻、黄芩、柴胡、麻黄、乳香、没药、麝香成大消风散,治脱根风、鱼鳞风、鸡爪风、截毛风、鹅掌风等症。

[常用量]　　5～10g。注:本品多外用。

[扩展资料]　含大风子油、大风子酸、付大风子酸、氢氰酸。

治麻风病、神经性皮炎。

内服可治顽痒、牛皮癣。

内服易腹泻腹痛。

11.露　蜂　房

[来源]　　　为膜翅目胡蜂科昆虫大黄蜂的巢。野生。全国各地均有。

[别名]　　　蜂房、蜂窝、蜂巢、马蜂窝、百穿之巢、野蜂窝。

[性味归经]　平,甘。有小毒。入肺经。

[功效]　　　祛风,杀虫,解毒。

[应用]　　　配蜈蚣、白矾治头癣,外用。

配黄芩、栀子、蒲公英、半夏、陈皮、枳壳、甘草煎服,治急性乳腺炎。

配黄连、黄柏、黄芩,治疔疮。

治百日咳煎水服。

[常用量]　　3～5g。

[扩展资料]　含蜂毒,能驱绦虫。

能增强心脏运动,利尿,一过性降压。

促进血液凝固。

容易过敏。

12.蛇　床　子

[来源]　　　伞形科蛇床属植物蛇床的果实。野生。全国都有。

[别名]　　　野茴香、野胡萝卜子、蛇米、蛇粟。

[性味归经]　温,苦、辛。入肾、三焦二经。

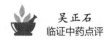

[功效]　祛风燥湿,杀虫,强阳补肾。

[应用]　治男子阳痿,女子阴痒,顽癣。

配硫黄、狼毒、黄柏、苍术、枯矾,外用治顽癣。

配黄柏、山茱萸、补骨脂、五味子治妇女阴痒带下,如果纳入子宫可治子宫寒冷。

配川椒、苦参、白矾煎水外洗治阴道滴虫。

[常用量]　3～10 g。

[扩展资料]　含香豆精类成分、蛇床子素即奥斯李、左旋蒎烯。

有类似性激素作用(双相)。

能抑制滴虫和驱蛔,对阴道滴虫和某些皮肤病有良好作用。

13.马　钱　子

[来源]　马钱科马钱属植物长籽马钱和马钱的成熟种子。野生。产于云南。

[别名]　番木鳖。

[性味归经]　寒,苦。有大毒。入肝、脾二经。

[功效]　通经络,消结肿,止疼痛。

[应用]　配地龙成龙马自来丹,治癫症,龙子章谓之治大风。

张锡纯配人参、白术、当归、乳香、没药、蜈蚣、山甲成振颓丸,治痿偏枯麻木。

配麝香、冰片、轻粉研末后吹耳,可治斑痘之毒攻目。

外敷治面神经瘫痪。

配萆薢、牛膝、木瓜、乌梢蛇、续断、蜈蚣、淫羊藿、当归、肉苁蓉、狗脊、乌贼骨、菟丝子、僵蚕,治小儿麻痹后遗症无力。

配枳壳,治骨折,肿在一周消退,骨痂三周长好。

配蜈蚣、天花粉、细辛、蒲黄、白芷、紫草、山甲、雄黄,加马油、白醋,治皮肤癌。

[常用量]　10 mg。一般不入煎剂。

[扩展资料]　为中枢兴奋剂,其中吕宋豆同番木鳖,为脊髓兴奋药和苦补剂。

含士的宁、奴伐新碱。

能促进消化液的分泌,止痛,止咳。

能积蓄中毒。

跋

初识吴正石老先生其实很唐突，2017 年的一天，我在医院电梯口看到他门诊的宣传照慈眉善目、和蔼可亲，往下一看发觉这是一位扎根基层用中医中药治疗风湿科疑难杂症（包含狼疮、过敏性紫癜、银屑病、格林巴利综合征等都是临床医生棘手的病种）的高手，这不正是我目前的短板吗？我立即就动了跟师的念头，准备些礼物就带着研究生直奔门诊去拜访了，心怀忐忑，吴老却是十分欢迎，由此古道热肠地为我们打开了一扇中医知识的新门——昆山吴氏风科。这是源自明清时期昆山车塘的世家医学，吸收了明清时代《疯门全书》《解围元薮》两本麻风类疾病著作和江南温病学派的精华。吴老 13 岁起就在中药房和父亲门诊研习，对中药本草汤头歌诀烂熟于心，成年后继承家学的同时又接受了上海第二医学院的现代西医知识，后在 40 余年的基层医院工作中不断体悟总结，在辨证选药处方方面独具匠心，救死扶伤，屡建奇功。2017 年，他以平淡无奇的中药汤剂成功救治一位罹患厌食症、辗转半个中国治疗无效的毕节女孩，包括腾讯视频在内的多家媒体全程报道，啧啧称奇。

我们深知，奇迹的背后是数十年如一日的谦逊求知和临床实践，以及对病机和药物特性的精准把握。吴老很早就立志将一生所学尽数相传后辈，早在1974 年就参考《药材学》并遍访名师着手写作这本融入个人用药心得的《吴正石临证中药点评》，旨在为中医药学子和基层医务工作者提供一本简明实用的案头小册子，奈何多种因素一直未能如愿。而今，他的学生与我共同协助修订了文稿，让吴老这份迟到的仁义之心得以传达，实属荣幸之至，却也诚惶诚恐。我辈本不是中药学专业，而吴老年事已高，虽勤学不倦也难以追上中医药研究的进展，尽管呕心沥血，一家之言难免有疏漏，因此这一版的谬误之处还恳请同道不吝指正，我们将竭尽全力进一步完善，并以图文并茂的形式补足部分中药的鉴别技巧，更好地传承吴老这份善念。不胜感激，笔下顿首。

梁江

2022 年 1 月 11 日于贵阳东山脚下